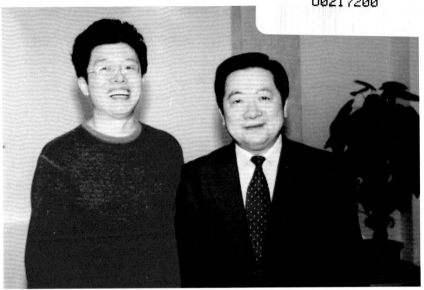

2005年1月，孟宪忠所长（左）和中央人民广播电台原台长杨波在"中国之声"开播一周年纪念大会上合影

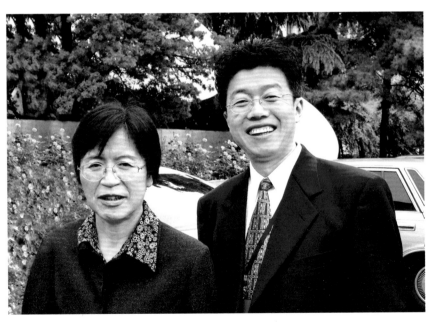

2005年5月，在北京中国针灸学会第四次全国会员代表大会上，孟宪忠所长（右）和原国家卫生部副部长、国家中医药管理局原局长、世界中医药学会联合会原主席佘靖合影

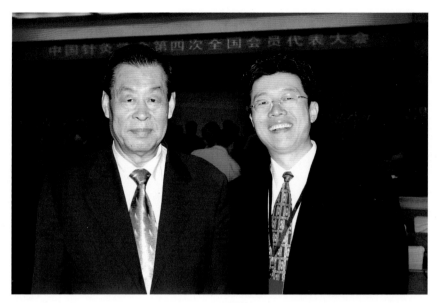

2005年5月，在北京中国针灸学会第四次全国会员代表大会上，孟宪忠所长（右）和中国工程院院士、中国著名针灸专家石学敏教授合影

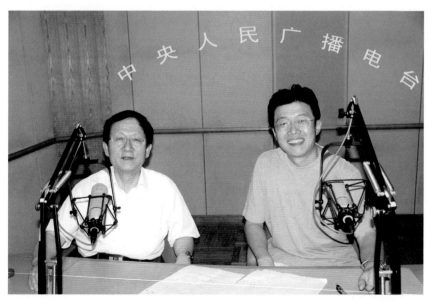

2005年6月，孟宪忠所长（右）和中国著名保健养生专家洪昭光教授在中央人民广播电台"老年之友"节目录制现场

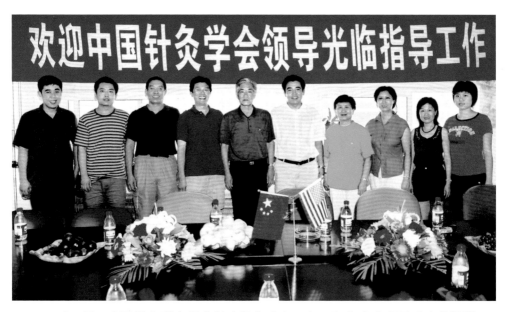

2005年8月，中国针灸学会原会长李维衡（左五）一行七人参观孟氏中药拔罐生产基地

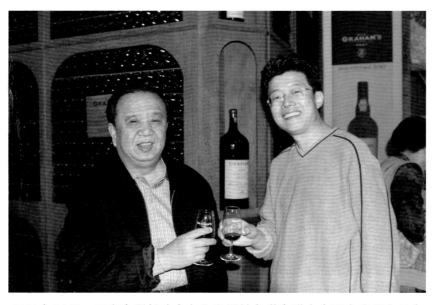

2005年11月，孟宪忠所长（右）和世界针灸学会联合会原主席邓良月在葡萄牙世界针灸学术大会上合影

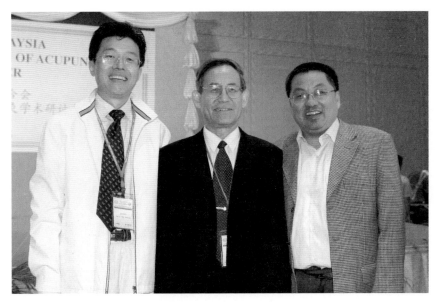

2006年4月，在马来西亚世界针灸学术大会上，孟宪忠所长（左）和世界中医药学会联合会原副主席李振吉（中）、山东中医药大学原校长王新陆（右）合影

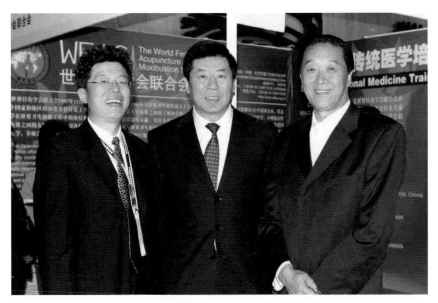

2007年10月，在北京世界针灸学术大会上，孟宪忠所长（左）和国家中医药管理局原副局长李大宁（中），原国家卫生部纪委书记、中国保健协会原荣誉理事长、世界针灸学会联合会原高级顾问张凤楼（右）合影

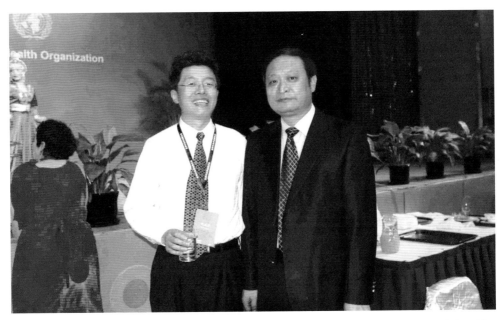

2007年10月，在北京世界针灸学术大会上，孟宪忠所长（左）和原国家卫生部副部长、国家中医药管理局原局长王国强合影

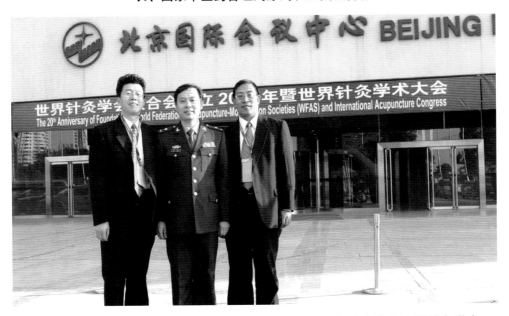

2007年10月，在北京世界针灸学术大会上，孟宪忠所长（左）和中国针灸学会常务理事石现（中），中国针灸学会副秘书长、中华中医药学会外治分会秘书长刘清国（右）合影

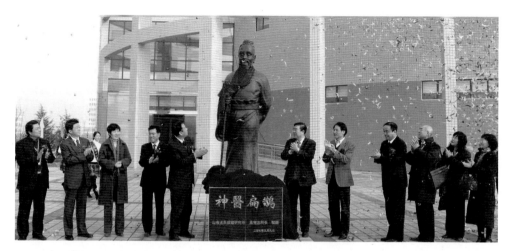

2007年12月，孟宪忠所长（左起二）向山东中医药大学捐赠扁鹊铜像落成仪式。参加揭幕仪式的部分领导：中国工程院院士石学敏（左起五）、世界针灸学会联合会原秘书长沈志祥（右起六）等

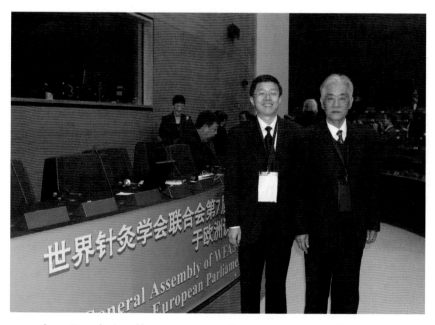

2009年11月，在法国第七届世界针灸学术大会上，孟宪忠所长（左）和中国针灸学会原会长李维衡合影

2016年2月28日，日本东京马拉松赛，孟宪忠所长创佳绩，以3小时18分跑完全程42.195千米

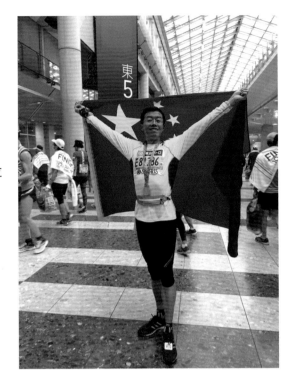

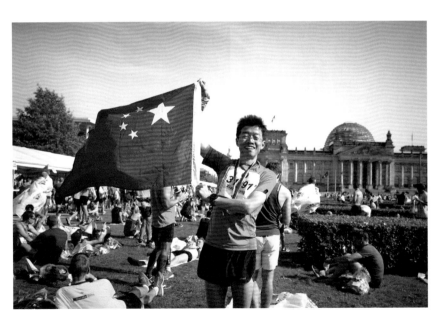

2016年9月25日，德国柏林马拉松赛，孟宪忠所长再度刷新个人最好成绩，以3小时14分跑完全程42.195千米

中国针灸学会重点
普及推广项目证书

证　书

"孟氏拔罐疗法"为中国针灸学会重点普及推广项目

MengShi Cupping Therapy is the important　extending item of
China Association of Acupuncture and Moxibustion

中国针灸学会
China Association of Acupuncture and Moxibustion

二零零四年十二月
December　2004

中国中医药科技开发交流中心文件

国中科 [2006] 30 号

关于"孟氏中药拔罐疗法"列入中国中医药科技开发交流中心科技成果推广项目的通知

山东孟氏拔罐研究所：

　　经专家评审，你单位申报的"孟氏中药拔罐疗法"项目具有一定的科学性、适用性，可以进行临床推广，现列入中国中医药科技开发交流中心科技成果推广项目。希望你单位积极开展科技成果的推广工作，促进成果转化。

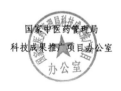

国家中医药管理局
科技成果推广项目办公室

二〇〇六年八月十六日

"孟氏中药拔罐疗法"列入中国中医药科技开发交流中心科技成果推广项目

ICS 11.020
C 05

中华人民共和国国家标准

GB/T 21709.5—2008

针灸技术操作规范　第5部分：拔罐

Standardized manipulations of acupuncture and moxibustion—
Part 5：Cupping therapy

2008-04-23 发布　　　　　　　　　　　　　2008-07-01 实施

中华人民共和国国家质量监督检验检疫总局
中国国家标准化管理委员会　发布

GB/T 21709.5—2008

前　言

GB/T 21709《针灸技术操作规范》分为21个部分：
——第1部分：艾灸；
——第2部分：头针；
——第3部分：耳针；
——第4部分：三棱针；
——第5部分：拔罐；
——第6部分：穴位注射；
——第7部分：皮肤针；
——第8部分：皮内针；
——第9部分：穴位贴敷；
——第10部分：穴位埋线；
——第11部分：电针；
——第12部分：火针；
——第13部分：芒针；
——第14部分：鍉体；
——第15部分：眼针；
——第16部分：鼻针；
——第17部分：口唇针；
——第18部分：腹针；
——第19部分：腕踝针；
——第20部分：毫针基本刺法；
——第21部分：毫针针刺手法。
本部分为GB/T 21709的第5部分。
本部分的附录A、附录B均为资料性附录。
本部分由国家中医药管理局提出。
本部分由中国针灸学会归口。
本部分负责起草单位：山东中医药大学。
本部分参加起草单位：北京中医药大学、长春中医药大学、山东省中医药研究院、陈少宗。
本部分主要起草人：葛树中、刘绪国、张晓霞、王富春、刘兵、谭奇纹、陈少宗。
本部分参加起草人：葛宝和、刘一凡、杨佃会、田丽莉、李艳梅、马玉侠、孟宪忠、张形、刘晶。

陈少宗。

灸、孟宪忠、引

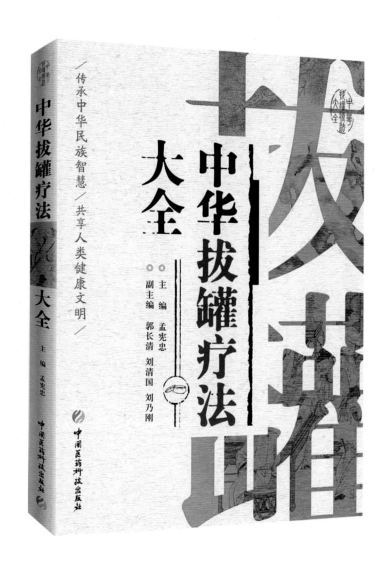

孟宪忠所长主编了《中华拔罐疗法大全》，并被国家图书馆收藏

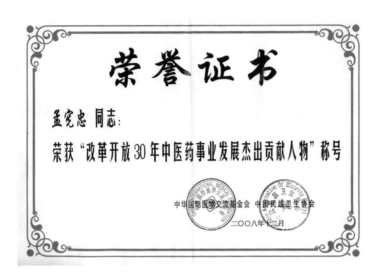

中华国际医学交流基金会、中国民族卫生协会授予孟宪忠所长
"改革开放30年中医药事业发展杰出贡献人物"称号

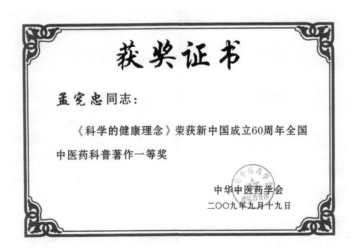

孟宪忠所长《科学的健康理念》荣获新中国成立60周年全国
中医药科普著作一等奖

国家科学技术委员会颁发的科学技术成果鉴定证书

弘扬科学精神

维护大众健康

邓良月

二〇〇五年三月三日

2005年3月，世界针灸学会联合会原主席邓良月为孟氏健康事业题词

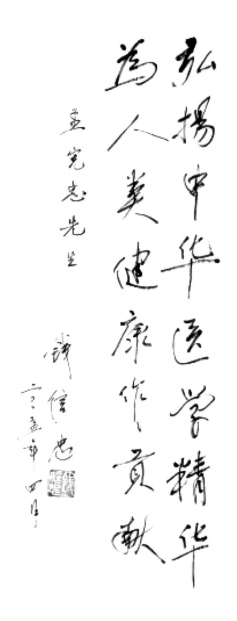

弘扬中华医学精华
为人类健康作贡献

孟宪忠先生

钱信忠
二〇〇五年四月

2005年4月，原国家卫生部部长钱信忠为孟氏健康事业题词

继承民族文化传统

弘扬科学健康精神

李维衡

二〇〇五年五月

2005年5月，中国针灸学会原会长李维衡为孟氏健康事业题词

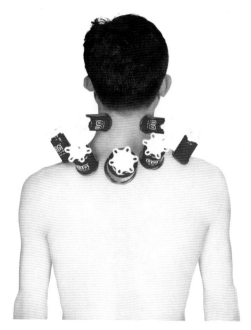

颈椎病拔罐图示

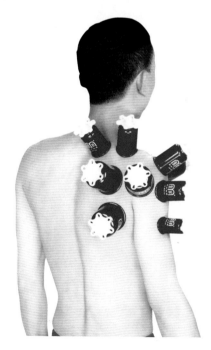

肩周炎拔罐图示

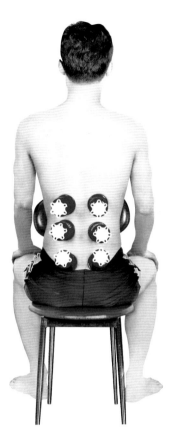

各种腰痛拔罐图示

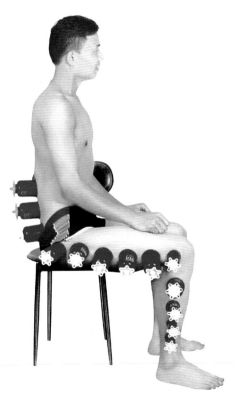

腰椎间盘突出（增生）和坐骨神经痛拔罐图示

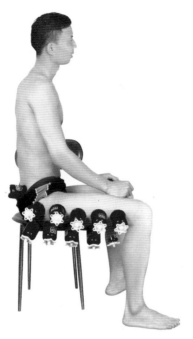

股骨头坏死拔罐图示

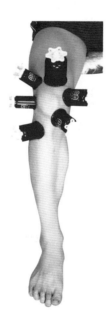

各种膝关节疼痛拔罐图示

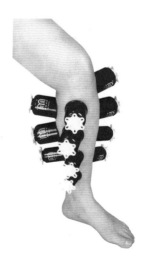

静脉曲张拔罐图示

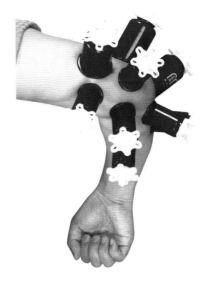

网球肘拔罐图示

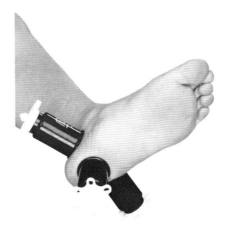

足跟疼痛拔罐图示

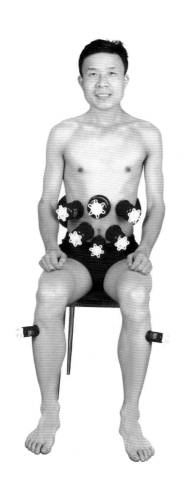
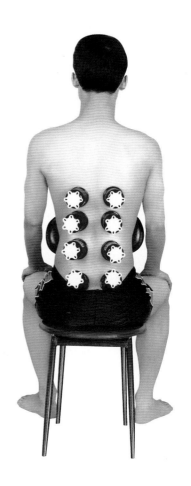

急、慢性胃肠炎拔罐图示

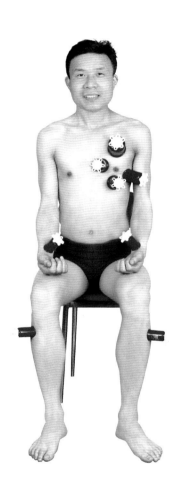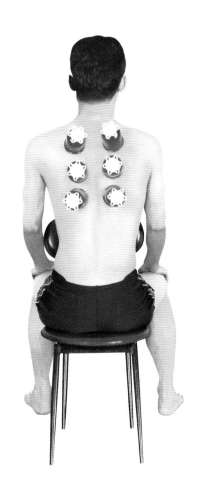

心脏病拔罐图示

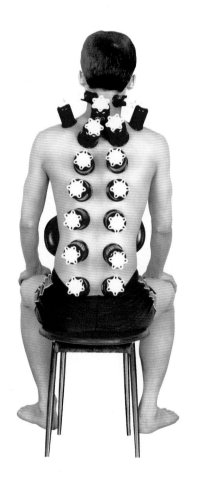
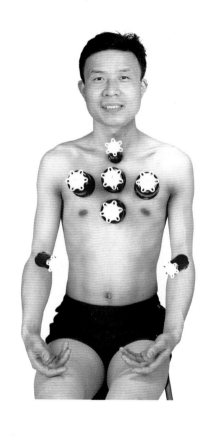

气管炎、哮喘拔罐图示

（背面拔罐同时适用于高血压、低血压、糖尿病）

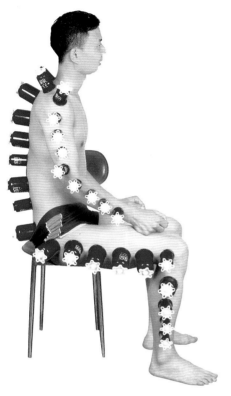

中风后遗症拔罐图示

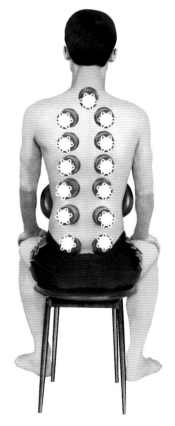

后背排罐图示

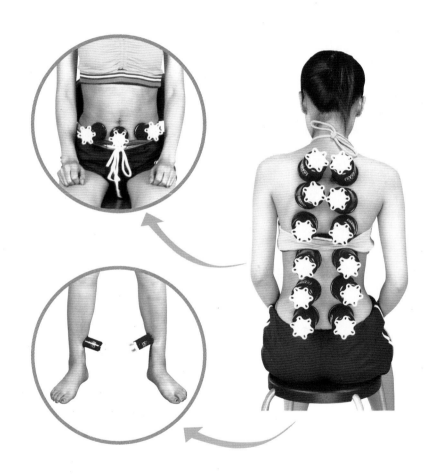

月经不调拔罐图示

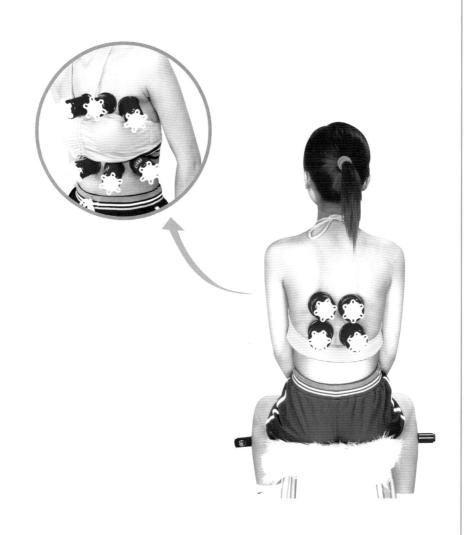

乳腺炎、乳腺小叶增生拔罐图示

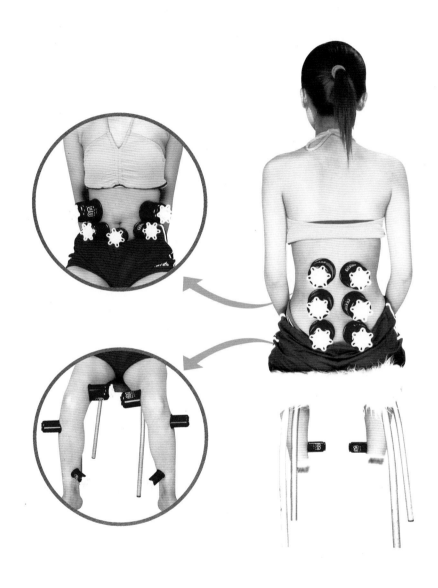

慢性盆腔炎拔罐图示

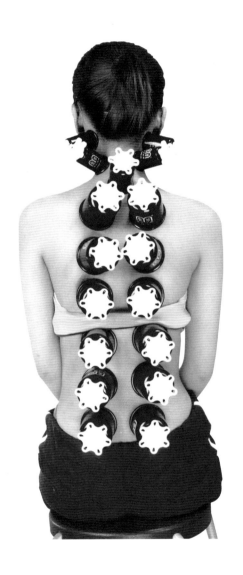

更年期综合征拔罐图示

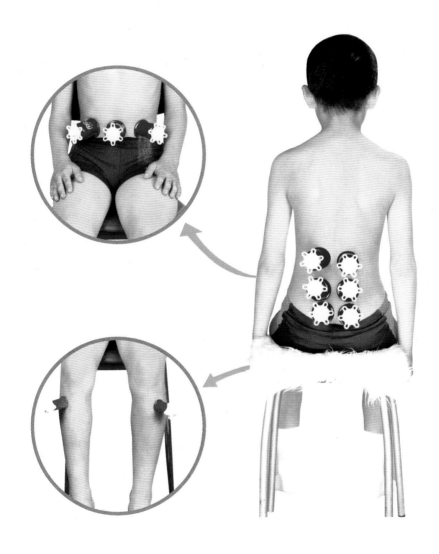

小儿腹痛拔罐图示

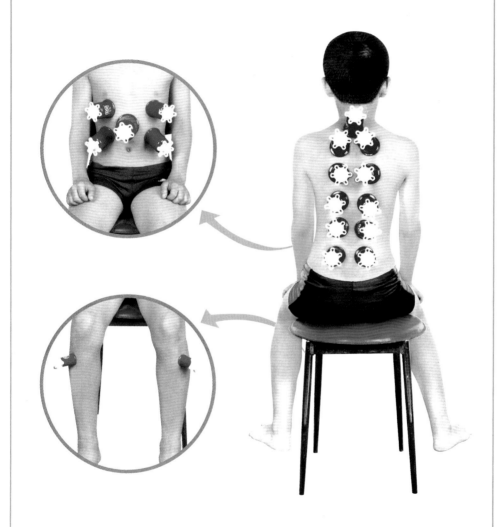

小儿厌食拔罐图示

（背面拔罐同时适用于小儿发热和经常性感冒）

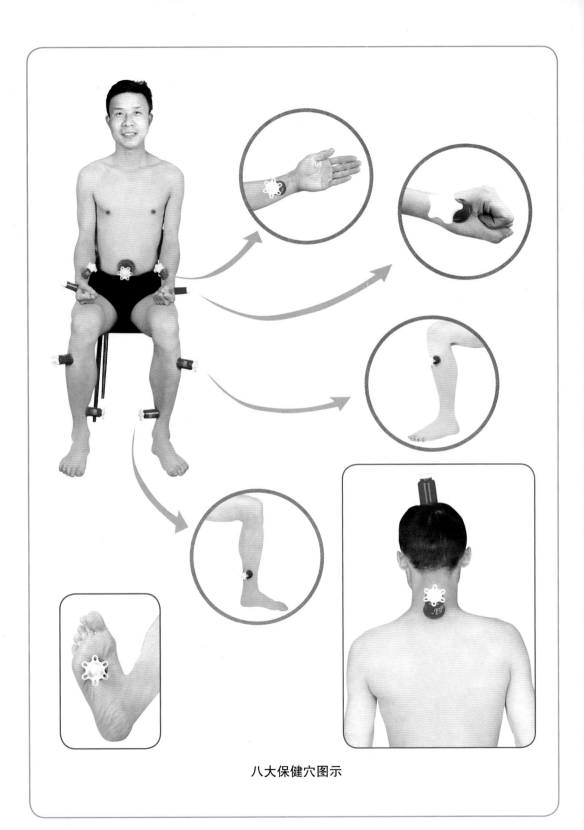

八大保健穴图示

孟宪忠 ◎ 著

孟所长健康丛书

图解拔罐

孟氏中药拔罐疗法 第②版

中国针灸学会重点普及推广项目
中国中医药科技开发交流中心科技成果推广项目

北京科学技术出版社

图书在版编目（CIP）数据

图解拔罐：孟氏中药拔罐疗法 / 孟宪忠著 . —2 版 . —北京：北京科学技术出版社，2021.11
　　ISBN 978-7-5714-1896-0

Ⅰ . ①图… Ⅱ . ①孟… Ⅲ . ①拔罐疗法—图解 Ⅳ . ① R244.3-64

中国版本图书馆 CIP 数据核字（2021）第 203115 号

策划编辑：侍　伟
责任编辑：侍　伟　王治华
文字编辑：刘　雪
责任校对：贾　荣
封面设计：天露霖
图文制作：天露霖
责任印制：李　茗
出　版　人：曾庆宇
出版发行：北京科学技术出版社
社　　址：北京西直门南大街16号
邮政编码：100035
电　　话：0086-10-66135495（总编室）　　0086-10-66113227（发行部）
网　　址：www.bkydw.cn
印　　刷：河北鑫兆源印刷有限公司
开　　本：720 mm × 1000 mm　　1/16
字　　数：307.6千字
印　　张：19.25
插　　页：32
版　　次：2021年11月第2版
印　　次：2021年11月第1次印刷
ISBN 978-7-5714-1896-0

定　　价：59.00 元

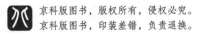

序

拔罐疗法是中华传统文化的重要组成部分，历史悠久，因其具有简便易行、适应证广、安全有效、使用方便等特点，深受广大群众欢迎。

孟宪忠所长热衷于中医药事业，勤奋好学，尤对传统拔罐情有独钟，多年从事拔罐疗法研究，搜集古今拔罐器具，创立了山东孟氏中药拔罐研究所，并与有关单位合作，积极开展拔罐疗法研究，推广拔罐疗法成果。他的科研成果曾荣获济南市科学技术进步三等奖，是中国针灸学会重点普及推广项目、中国中医药科技开发交流中心科技成果推广项目。孟宪忠所长在实践中善于将专业学术概念转换为容易被群众理解和接受的语言，根据针灸学"以痛为腧"的原理，倡导"哪疼拔哪"；倡导用"后背排罐"的方法治疗慢性疾病或一体多病；倡导运用"八大保健要穴"（百会、大椎、内关、合谷、神阙、足三里、三阴交和涌泉）强身健体；倡导在给慢性疾病患者拔罐时要持之以恒，一定要"坚持、坚持、再坚持"。他还提出了"孟氏整体疗法"新理念，即将拔罐疗法与中医药养生保健和科学的健康理念充分结合，为患者解除痛苦。孟宪忠所长追求中医"不治已病治未病"，即以预防保健为主的最高境界，被患者称为"健康使者"。

孟宪忠所长的研究成果及实践经验都是极为实用和具有学术价值的。他锲而不舍地努力，为我国传统拔罐疗法的发扬光大做出了突出贡献。

孟宪忠所长继编撰了《孟氏中药拔罐疗法》《心脑血管病防治手册与脂欣康胶囊研究》《科学的健康理念》《免疫力与健康——西洋参、灵芝与低聚木糖的保健作用》《看图拔罐》《古今中外名医谈健康》《中华拔罐疗法大全》等多部图书之后，又撰写了这本独具特色的《图解拔罐》。该书最大的特点是在介绍每种疾病的治疗方法时加注了"孟所长点评"，详解通过孟氏整体疗法治疗每种疾病的经验，实用性、可操作性更强。

　　我认为《图解拔罐》确实是一部使拔罐疗法操作简单化、大众化的优秀科普著作，愿向广大中外读者推荐。相信该书的出版对拔罐疗法的推广普及将起到积极的促进作用，使拔罐疗法惠泽于万千民众。

　　特此为序。

中国针灸学会会长　李维衡

2011年1月10日

前　言

近些年，随着经济的迅猛发展和综合国力的显著增强，中国在世界舞台上扮演的角色越来越重要。中国文化，尤其是中医药文化逐渐走出国门，走向世界。无论是世界体育名人、演艺界明星热衷于中国拔罐，还是新型冠状病毒肺炎（简称新冠肺炎）诊疗方案倡导中西医结合治疗，都说明中医药在世界范围内被认可和推崇。无数实践经验证明，中医药在助力人类生存、保护人类健康方面有着不可磨灭的作用。

笔者在中医药保健领域研究几十年，对于慢性病防治有一定的经验和心得，经过大量的理论学习和实践总结，著成《图解拔罐》一书。该书内容翔实、实用易懂，全面介绍了应用拔罐防治慢性病的方法，提出了"孟氏整体疗法"的概念，扩大了拔罐疗法的外延。该书通过倡导"拔罐疗法与中药抑菌液穴位渗透相结合""后背排罐"治疗慢性病等，为广大患者提供了一个系统、科学、有效的慢性病防治方法。

该书不仅介绍了应用孟氏中药拔罐防治各类慢性病的方法，而且还介绍了中医药对于慢性病的调理方法，提出了"慢性病的防治要坚持保健和治疗相结合""中西医相结合"等科学防治理念。

该书于2012年7月第1次印刷，至今已7年有余，多年来一直畅销不衰。为满足当下读者的阅读需求，笔者决定重新出版该书，以求为广大读者的健康尽自己的绵薄之力。

孟宪忠

2020年3月26日于北京

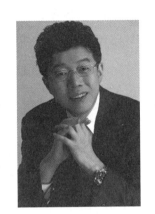

孟宪忠　博士

山东孟氏中药拔罐研究所　所长

孟氏健康事业创始人

"科学的健康理念"倡导者

马拉松达人

　　孟宪忠所长几十年来一直从事健康事业的研究、科普工作，特别是在中药拔罐疗法的挖掘继承、发展应用方面成绩卓越，经验丰富。他将拔罐疗法与中医药养生保健充分结合，形成了独具特色的"孟氏整体疗法"，追求着中医"不治已病治未病"，以预防保健为主的科学境界。

　　孟宪忠所长倡导无病要预防保健，有病要坚持治疗加保健。中医养生强调"三分治，七分养"。孟宪忠所长认为健康在于积累，慢病保健调理一定要坚持、坚持、再坚持。

　　孟宪忠所长热爱生活，喜欢运动，年过半百的他完成了世界马拉松大满贯，并获得"世界马拉松大满贯"六星勋章。

　　主要著作：《孟氏中药拔罐疗法》《心脑血管疾病防治手册与脂欣康胶囊研究》《科学的健康理念》《免疫力与健康——西洋参、灵芝与低聚木糖的保健作用》《看图拔罐》《古今中外名医谈健康》《中华拔罐疗法大全》《图解拔罐》。同时在国内外专业刊物上发表论文10余篇。

主要荣誉：曾荣获"全国中医药科普先进个人"称号，获省、市级科技成果奖2项，《科学的健康理念》一书曾荣获"新中国成立60周年全国中医药科普著作一等奖"。

作者的话

——暨孟氏整体疗法介绍

自从《孟氏中药拔罐疗法》这本书在10多年前面世以来，深受广大读者和用户的喜爱，但该书仍有未尽之处。随后，笔者又撰写了《看图拔罐》一书做了些必要的补充。《中华拔罐疗法大全》作为一本全面介绍拔罐疗法的图书，从学术的角度完成了笔者多年的夙愿。然而，笔者20多年来一直致力于以拔罐疗法为主的健康事业的研究与普及工作，长期的理论与实践研究，促进了笔者对拔罐理论的再思考。一本更加实用、易懂，又不乏专业性的科普著作——《图解拔罐》呼之欲出。《图解拔罐》在原有《孟氏中药拔罐疗法》的基础上，进行了必要的增减，加入孟氏整体疗法的内容，扩大了拔罐疗法的外延，使拔罐疗法更加行之有效。让古老的拔罐疗法焕发新的活力并得到弘扬和发展是笔者创作的初衷。

孟氏中药拔罐罐具是国家食品药品监督管理局批准的医疗器械，孟氏拔罐疗法既能治病又能保健，是"家庭的好医生"。孟氏中药拔罐疗法将磁疗拔罐和孟氏牌抑菌液穴位渗透相结合，一次拔罐，两次涂孟氏牌抑菌液（在拔罐前、后涂抹于拔罐部位），多次加压，达到内病外治、相得益彰的效果。孟氏中药拔罐使用方便，操作简单，"会拧水管就会拧拔罐"。应用孟氏整体疗法可有效预防和治疗慢性病、常见病、多发病和疑难杂症。孟氏中药拔罐可应用于传统拔罐的适应证，对内、外、妇、儿、男科的常见疾病均有治疗和配合治疗的作用。

孟氏牌抑菌液是家庭必备品，既能配合孟氏中药拔罐提高疗效，也可单独外用，单独使用对五官科及皮肤科常见疾病有很好的效果。为了更好地推广孟氏中药拔罐疗法，笔者长期坚持在第一线工作，发现在疾病的预防、保健和调理过程中，拔罐疗法配合孟氏健康系列产品疗效显著，如脂欣康胶囊对心脑血管疾病的预防保健效果较佳，三七黄芪胶囊对平稳血糖和防治糖尿病并发症有显著效果等（孟氏健康系列产品功效详见本书附录）。笔者还认为平和心态、合理饮食、适当运动、戒烟限酒、定期查体是健康的"五大基石"，要想追求健康，在平时就要奠定好这"五大基石"。

《图解拔罐》一书通俗易懂、图文并茂，书中加注"孟所长点评"，将用孟氏整体疗法治疗疾病的经验传授给大家，以便更好地指导广大人民群众防病、治病。

鉴于时间和个人水平有限，书中难免有漏误和不足之处，恳请专家和读者批评指正。

愿孟氏中药拔罐疗法为广大群众解除疾苦，为大家带来健康和幸福！

在此对为本书的出版付出很多辛勤劳动的北京科学技术出版社的编辑和给予笔者莫大支持的同事及家人表示衷心感谢。

孟宪忠

2011年1月1日于温哥华

上篇　总论

第一章　拔罐疗法简史 …………………………………………… 2

第二章　中药拔罐疗法概说 …………………………………… 4

一、什么是中药拔罐疗法 ……………………………………… 4

二、中药拔罐疗法的特点 ……………………………………… 4

三、中药拔罐疗法医疗保健机制 ……………………………… 5

（一）中医学的认识 ………………………………………… 5

（二）现代医学的研究和认识 ……………………………… 6

四、拔罐的治疗效应对中医临床诊断的意义 ………………… 8

（一）治疗效应 ……………………………………………… 8

（二）病理反应 ……………………………………………… 9

五、中药拔罐疗法的操作方法 ………………………………… 9

（一）拔罐前后的环节 ……………………………………… 9

（二）拔罐过程中的要领 …………………………………… 9

六、注意事项 …………………………………………………… 10

（一）一般注意事项 ………………………………………… 10

（二）禁忌证 ………………………………………………… 11

（三）孟氏中药拔罐罐具的保养 …………………………… 11

第三章 经络腧穴 …………………………………………… 12

  一、经络学说 …………………………………………… 12

    （一）经络的概念 …………………………………… 12

    （二）十二经脉与奇经八脉 ………………………… 13

    （三）华佗夹脊穴 …………………………………… 15

    （四）经络学说的应用 ……………………………… 15

  二、腧穴 ………………………………………………… 17

    （一）腧穴的概念 …………………………………… 17

    （二）腧穴的体表定位和取穴方法 ………………… 18

    （三）常用腧穴 ……………………………………… 19

    （四）腧穴主治功能的一般规律 …………………… 37

第四章 孟氏牌抑菌液 ……………………………………… 38

  一、孟氏牌抑菌液的成分与功效 ……………………… 38

  二、孟氏牌抑菌液的药理作用 ………………………… 38

  三、孟氏牌抑菌液的安全性 …………………………… 39

  四、应用孟氏牌抑菌液的注意事项 …………………… 39

  五、孟氏牌抑菌液单独涂抹可适用的疾病 …………… 39

中篇 常见病治疗

第五章 孟氏中药拔罐治疗总论 …………………………… 42

  一、孟氏中药拔罐为什么哪疼拔哪 …………………… 42

  二、为什么孟氏中药拔罐强调整体选穴，综合调治，应在后背排罐 43

  三、为什么孟氏中药拔罐对慢性疾病的治疗要坚持、坚持、再坚持 44

四、孟氏中药拔罐的独到之处在于抑菌液的使用 ·········· 44

第六章　内科疾病 ·············· 46

一、呼吸系统疾病 ·········· 46

（一）感冒 ·········· 46

（二）支气管炎 ·········· 48

（三）哮喘 ·········· 50

（四）肺气肿 ·········· 52

二、消化系统疾病 ·········· 54

（一）急性胃肠炎 ·········· 54

（二）慢性胃炎 ·········· 56

（三）胃、十二指肠溃疡 ·········· 58

（四）消化不良 ·········· 60

（五）胃下垂 ·········· 62

（六）胆囊炎、胆石症 ·········· 64

（七）腹痛 ·········· 66

（八）溃疡性结肠炎 ·········· 68

（九）肠易激综合征 ·········· 70

（十）便秘 ·········· 72

（十一）慢性肝炎 ·········· 74

（十二）厌食症 ·········· 76

（十三）呃逆 ·········· 78

三、心血管系统疾病 ·········· 80

（一）高血压病 ·········· 80

（二）低血压 ·········· 82

（三）冠心病（心绞痛） ·········· 84

（四）风湿性心脏病 ·········· 86

（五）肺心病 ……………………… 88

（六）心律失常 …………………… 90

（七）病毒性心肌炎 ……………… 92

四、泌尿生殖系统疾病 …………………… 94

（一）慢性肾炎 …………………… 94

（二）尿路感染 …………………… 96

（三）前列腺炎、前列腺增生 …… 98

（四）男性性功能障碍 …………… 100

五、神经系统疾病 ………………………… 102

（一）三叉神经痛 ………………… 102

（二）癫痫 ………………………… 104

（三）中风后遗症 ………………… 106

（四）面神经麻痹 ………………… 108

（五）神经衰弱 …………………… 110

六、其他内科疾病 ………………………… 112

（一）甲状腺功能亢进症 ………… 112

（二）糖尿病 ……………………… 114

（三）单纯性肥胖症 ……………… 116

（四）头痛 ………………………… 118

（五）贫血 ………………………… 120

第七章　外科及骨伤科疾病 ……………………… 122

一、落枕 …………………………………… 122

二、颈椎病 ………………………………… 124

三、肩周炎 ………………………………… 126

四、网球肘 ………………………………… 128

五、急性腰扭伤 …………………………… 130

六、慢性腰痛（腰肌劳损） 132

七、腰椎间盘突出、腰椎骨质增生 134

八、坐骨神经痛 136

九、类风湿关节炎 138

十、膝关节疼痛 140

十一、跟痛症 142

十二、痔疮 144

十三、脱肛 146

十四、强直性脊柱炎 148

十五、股骨头坏死 150

十六、下肢静脉曲张 152

十七、血栓闭塞性脉管炎 154

十八、阑尾炎 156

十九、急性乳腺炎 158

二十、乳腺小叶增生症 160

二十一、手术后肠粘连 162

二十二、肋软骨炎 164

二十三、尿路结石 166

第八章　妇科疾病 168

一、痛经 168

二、闭经 170

三、月经不调 172

四、带下病 174

五、慢性盆腔炎 176

六、子宫脱垂 178

七、妊娠呕吐 180

八、产后腹痛 …………………………………… 182

九、产后缺乳 …………………………………… 184

十、更年期综合征 ……………………………… 186

十一、外阴瘙痒 ………………………………… 188

十二、产后身痛 ………………………………… 190

十三、产后尿潴留 ……………………………… 192

十四、经前期综合征 …………………………… 194

第九章　五官科疾病………………………………… 196

一、近视 ………………………………………… 196

二、白内障 ……………………………………… 198

三、结膜炎 ……………………………………… 200

四、视神经萎缩 ………………………………… 202

五、耳鸣 ………………………………………… 204

六、梅尼埃病 …………………………………… 206

七、慢性鼻炎 …………………………………… 208

八、变应性鼻炎 ………………………………… 210

九、鼻窦炎 ……………………………………… 212

十、鼻出血 ……………………………………… 214

十一、慢性咽炎 ………………………………… 216

十二、扁桃体炎 ………………………………… 218

十三、牙痛 ……………………………………… 220

十四、复发性口腔溃疡 ………………………… 222

十五、颞下颌关节紊乱综合征 ………………… 224

第十章　皮肤科疾病………………………………… 226

一、湿疹 ………………………………………… 226

二、痤疮 …………………………………………… 228

三、银屑病（牛皮癣） ……………………………… 230

四、荨麻疹 …………………………………………… 232

五、足癣 ……………………………………………… 234

六、神经性皮炎 ……………………………………… 236

七、带状疱疹 ………………………………………… 238

八、斑秃 ……………………………………………… 240

九、黄褐斑 …………………………………………… 242

十、脂溢性皮炎 ……………………………………… 244

十一、丹毒 …………………………………………… 246

第十一章　儿科疾病 ………………………………… 248

一、消化不良 ………………………………………… 248

二、小儿腹泻 ………………………………………… 250

三、小儿支气管炎 …………………………………… 252

四、小儿肺炎 ………………………………………… 254

五、小儿厌食 ………………………………………… 256

六、遗尿 ……………………………………………… 258

下篇　养生保健

第十二章　孟氏中药拔罐疗法养生保健八大要穴 ………… 262

第十三章　与孟氏中药拔罐疗法相配合的自我按摩法 …… 266

一、头面耳部按摩 …………………………………… 266

二、腹部按摩 ………………………………………… 267

三、足部按摩 ………………………………………………… 267

第十四章　与孟氏中药拔罐疗法相配合的饮食保健法…… 268

一、日常进食的4个原则 ……………………………………… 268

二、合理安排三餐的时与量 ………………………………… 268

三、更年期及老年期饮食保健 ……………………………… 270

四、老年期常见慢性疾病的饮食调养 ……………………… 270

第十五章　精神调摄法 273

附　　录……………………………………………………… 275

一、孟氏中药拔罐疗法的临床与实验研究 ………………… 275

（一）特制负压拔罐罐具的结构原理 ……………………… 275

（二）孟氏牌抑菌液的作用与实验研究 …………………… 276

（三）中药拔罐疗法治疗高血压疗效观察 ………………… 277

（四）对高血压患者脑阻抗血流图的影响 ………………… 277

（五）对颈肩痛疗效观察 …………………………………… 278

（六）对腰痛疗效观察 ……………………………………… 278

（七）对穴位微循环的影响 ………………………………… 279

（八）小结 …………………………………………………… 279

二、脂欣康胶囊在防治心脑血管疾病方面的作用 ………… 280

三、三七黄芪胶囊在防治糖尿病方面的作用 ……………… 281

四、参芝胶囊在增强免疫力、调整肠道菌群方面的作用 …… 283

五、首乌藤酸枣仁胶囊在改善睡眠方面的作用 …………… 284

六、通本胶囊在排毒通便、养生保健方面的作用 ………… 285

参考文献………………………………………………………… 287

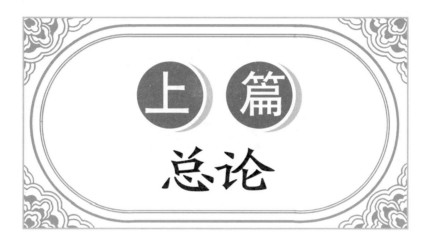

上篇

总论

第一章
拔罐疗法简史

拔罐疗法是我国古代劳动人民在同疾病做斗争的过程中发明的一种治疗方法。它以罐为工具，利用燃烧、抽吸等方法排出罐内空气，产生负压，使罐吸附于施治部位，从而达到防病治病、强健身体的目的。拔罐疗法使用安全、易于掌握、价廉效速，是家喻户晓的常用物理疗法，也是中医学中非药物疗法的一个重要组成部分。

拔罐疗法又称瘀血疗法，在古代以兽角或竹筒为拔罐工具，故拔罐疗法又称为"角法""吸筒法"。据初步考察，大约在公元前3世纪我国就有拔罐疗法。关于拔罐疗法的文字记载最早见于湖南马王堆汉墓出土的《五十二病方》，书中有以兽角治疗痔疾的医案。东晋医家葛洪在《肘后备急方》中提到过角法，并对角法的禁忌证有比较成熟的见解。

至唐代，又有用"竹罐"治疗疾病的记载。王焘在《外台秘要》中进一步阐述了拔罐疗法的应用："取三指大青竹筒，长寸半，一头留节，无节头削令薄似剑，煮此筒子数沸，及热出筒，笼墨点处，按之良久，以刀弹破所角处，又煮筒子重角之，当出黄白赤水，次有脓出，亦有虫出者，数数如此角之，令恶物出尽，乃即除，当目明身轻也。"此外，唐太医署将角法单列为一个专业，学制2年，说明当时角法在理论、操作方法和临床应用等方面相对比较完善。宋代医家亦以竹筒为工具，并将拔罐疗法的适应证扩大到内科疾病，如

《苏沈良方》中记载用火筒法治疗久嗽。

元代《瑞竹堂经验方》载有"竹筒吸毒"法，明代医家陈实功在《外科正宗》中介绍了"煮拔筒"。明代申斗垣《外科启玄》中载有"吸法""煮竹筒法"，申斗垣将中药煮竹筒用于临床，将辨证用药与拔罐疗法结合在一起，提高了临床疗效。

在清代，拔罐疗法得以进一步丰富和推广。清代医家吴谦在《医宗金鉴·外科心法要诀》中记载了拔罐配合中药、针刺治疗痈疽阴证的方法。清代医药学家赵学敏对拔罐疗法进行了详细介绍："火罐，江右及闽中者皆有之，系窑户烧售。小如人大指，腹大，两头微狭，使促口以受火气。凡患一切风寒，皆用此罐。以小纸烧见焰，投入罐中，即将罐合于患处……罐得火气，合于肉，即牢不可脱，须待其自落。患者但觉有一股暖气，从毛孔透入，少顷火力尽，则自落。肉上起红晕，罐中有气水出，风寒尽出，不必服药。治风寒头痛及眩晕、风痹、腹痛等症。"吴尚先在《理瀹骈文》中也记载了用拔罐对风邪头痛、破伤风、黄疸等内科病进行治疗的方法。

中华人民共和国成立后，国家特别重视传统医学的发展，对民间疗法进行了深入的发掘、整理和研究，使拔罐疗法不断改进、完善、发展，拔罐疗法被广泛用于临床，深受国内外群众欢迎。拔罐疗法在日本被称为"真空净血法"，在法国被称为"杯术"，非洲大陆至今沿用"角法"的称谓。拔罐疗法在临床上从被单纯应用于吸毒拔脓，发展到被应用于内、外、妇、儿、骨伤、皮肤、五官等学科。科技的发展极大地丰富了排气方法，目前使用的真空抽吸拔罐法更加方便耐用，与中药外治及磁疗结合应用，可以进一步提高疗效。

拔罐疗法经过数千年发展、完善与提高，已被越来越多的人所接受，其简、便、廉、验、效等优点更使人们乐于使用，因此拔罐疗法被称为"21世纪的绿色疗法"。

第二章
中药拔罐疗法概说

一、什么是中药拔罐疗法

中药拔罐疗法是指将拔罐法与中药疗法相结合的一种治疗方法。该疗法在治疗中不仅能起到拔罐时的温热刺激和机械刺激作用，而且又可发挥中药的药理作用，提高拔罐的治疗效果。

孟氏中药拔罐疗法就是在拔火罐疗法的理论基础上发展而来，是对传统拔火罐的一次创新和发展。孟氏中药拔罐器是根据波马定律，使用ABS工程材料生产的新型拔罐器，从根本上解决了传统火罐易烧伤、烫伤的不足。再与配套的孟氏牌抑菌液配合使用，同时结合磁疗功能，使中药外治和新型磁疗拔罐器相结合，一次拔罐而获三重疗效，进一步增强了保健、治疗效果。

二、中药拔罐疗法的特点

同其他物理疗法相比较，孟氏中药拔罐有其独到的优越性。如针灸要求取穴精确，不便于非医务人员掌握，难于普及；刮痧则不便于自己操作，刮者累，被刮者痛。孟氏中药拔罐疗法操作简单，"会拧水管就会拧拔罐"，简便易行，不用火、不用电，便于非医务人员自我操作，易于普及且无烧伤、烫伤的弊端，可使保健、治疗效果明显提高。孟氏中药拔罐使用孟氏牌抑菌液，使负压拔罐、磁疗和中药外治完美结合，增强了治疗的效果。同时，孟氏中药拔罐注重"哪疼拔哪"，在治疗慢性病时在后背拔罐是关键，提倡"坚持、坚持、再坚持"的治疗养生理念，这也是其特色所在。

三、中药拔罐疗法医疗保健机制

（一）中医学的认识

拔罐疗法之所以能取得其他疗法不可替代的效果，是因为它以中医基础理论为指导，根据中医的阴阳五行学说、脏腑经络学说形成一套独立的治疗手段。它虽然只是在局部或经络腧穴上刺激，但可以循经传感，由此及彼，由表及里，引起局部乃至全身反应，从而调整机体功能，达到通其经脉、调整气血、平衡阴阳、活血散瘀、消肿止痛、祛风除湿、逐寒祛病、强身健体的目的。

1. **平衡阴阳，扶正祛邪，调节功能**　阴阳学说贯穿于中医理论多个方面，阐明了人体组织结构、生理功能及疾病的发病规律，用于指导临床诊断、治疗。人体在正常情况下保持着有机的协调，即阴阳处于相对平衡的状态。当遭受某种因素破坏时，则致阴阳失调，产生种种疾病。《黄帝内经》中提到"阴胜则阳病，阳胜则阴病；阳胜则热，阴胜则寒"。而拔罐疗法则能调整某些脏器功能，促使阴阳转化、消长，从而达到平衡阴阳、扶正祛邪的目的。

2. **调整气血，疏通经络，增强体质**　气血是人体生命活动的物质基础，通过经络、血脉对人体起濡养、推动、温煦作用，气血的偏盛、偏衰会导致体内阴阳失衡。当人体发生疾病时，则邪正相搏，运行不畅。拔罐疗法或从其穴前导之，或在对应之穴启之，使所闭之穴感受到刺激，循经传导，则所滞之气血亦缓缓通过其穴，而复其流行，从而营卫调和，经络疏通，体质增强。

3. **开达抑遏，活血化瘀，托毒排脓，促进血液循环**　经络是沟通上下、联系内外、运行气血的网络和通路，它把人体的五脏六腑、四肢百骸、五官九窍和筋骨皮肉等联成一体。而整体功能的维持则以五脏为中心，通过脏腑、气血、经络并行调节。经络通畅，气血运行如常，脏腑功能正常，则生命活动正常；脉络瘀阻、气滞血瘀、气血亏虚则可导致种种病变。拔罐疗法通过对经络、穴位局部产生负压吸引作用，使体表组织产生充血、瘀血等变化，改善血液循环，使经络气血畅通，五脏六腑得到濡养，开达抑遏，活血散瘀，促进血液循环；对于疗疮脓疡之类未成脓者则可在负压吸引力作用下吸出毒血，疏通气血，消散瘀阻，已成脓者则托毒排脓，使症状迅速减轻。

4. **消肿止痛，除湿逐寒，通利关节** 所谓"不通则痛"，即风、寒、湿等外邪侵袭人体，痹阻于筋脉，致使关节发生红、肿、热、痛等病理变化，进而导致机体活动障碍。其主要病机就是气血痹阻不通，筋脉关节失于濡养。拔罐疗法则通过其温热、机械刺激及负压吸引作用，吸出筋肉血脉中的风寒，逐其湿气，从而使脉络之邪祛除，气血畅通，筋脉关节得以濡养、通利，即所谓"通则不痛"。清代赵学敏在《本草纲目拾遗》中将火罐称为"火气罐"，认为火气罐可以治疗风寒头痛及眩晕、风痹、腰痛等病证而患者不必服药。

5. **反映病候，协助诊断** 外邪侵袭人体而使气血失调，病邪可以由表及里、由浅入深。当内脏出现病变时，邪气即可通过经络的流注而由里及表，患者在相关经络、局部及与内脏相联系部位出现不同的症状或体征。因此，通过拔罐部位皮肤变化可以推断疾病的性质、部位及其与内脏的关系。如肩井穴出现紫斑、瘀点，多为颈椎病气血瘀滞的表现；拔罐后皮肤色深伴局部发热者，为热毒炽盛或阴虚火旺，局部不发热者为寒凝、阳虚、气虚，局部微痒或出现皮纹者为受风等。此外，通过拔罐部位皮肤的变化也可以测知疾病的预后。通过数次拔罐后，罐区皮肤颜色变淡、瘀斑或瘀点减少，说明病变减轻，疾病向良性方向发展；否则说明病变加重或无明显改善，此即所谓"有诸内者，必形诸外"。

（二）现代医学的研究和认识

科学的发展及医学研究模式的改变，使人们对非药物疗法更加认可和接受。我们对拔罐疗法进行了广泛、深入的研究，现对其作用介绍如下。

1. **机械刺激作用** 拔罐疗法是一种遵循经络穴位的中医外治法，亦属于刺激疗法。通过罐内的负压，使局部组织充血、水肿，产生刺激作用和生物学作用。罐内的负压吸力极强，根据中国中医科学院中医基础理论研究所朱观煜、马璋瑶报道："用投火法和闪火法拔罐，无论陶罐、玻璃罐、大号罐或小号罐，都能获得相近似的负压强极限值，其值高达50.65 kPa，就吸拔力而言，大口罐大于小口罐的吸拔力，临床上实际应用的负压值一般多在42.65 kPa。机械拔罐器为42.65 kPa，而30分钟内负压值基本不变。"这样大的负压吸引力也可使局部毛细血管破裂而产生组织瘀血，导致溶血现象。而红细胞的破坏、血红蛋白的释放，对机体产生了良性刺激作用，这种刺激又称为溶血刺激。负压的形成同时牵拉神经、肌肉以及皮下腺体，促使人体发生一系列内分泌反应，如释放组胺、5-羟色胺等神经递质，然后通过神经体液机制调整整个机体的功能，神经递质由神经元传入大脑皮质，再由大脑皮质发生反射作用，使机体抗病能力增强。通常负压吸拔力愈大，这种刺激的量和强度就愈大。在临床实验中轻而缓地拔罐，可使神经受到抑制；强而急地拔罐则使神经兴奋；过强过重地吸拔，又可使神经抑制。当身体处于兴奋状态时，拔罐可使其镇静；当身体处于抑制状态时，拔罐可使其兴奋。总之，通过调整负压吸引力大小的机械刺激作用，可以使机体功能趋于平衡。

2. **温热刺激作用** 拔罐疗法对局部皮肤有温热刺激作用。此种刺激能使局部的浅层组织发生被动充血，促使局部血管扩张、血流量增加、血液循环加速，从而改善皮肤的血液供应、增强皮肤深层细胞的活力、增强血管壁通透性，使局部温度升高；同时增强局部耐受性及机体的抵抗力，提高机体免疫力，促使疾病好转。据有关文献报道，已经进行拔罐部位的血红蛋白、红细胞和白细胞含量与全身含量相比有显著增加，其中血红蛋白含量增加20%，红细胞每立方毫米增加100万以上，白细胞每立方毫米增加8000左右，说明拔罐能促进新陈代谢，使病情好转，有助于患者恢复健康。皮肤内的汗腺和皮脂腺都

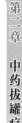

有分泌和排泄的作用，拔罐可以增强汗腺和皮脂腺功能，从而加速新陈代谢；同时可使皮肤表层衰老细胞脱落，局部皮肤组织气体交换加强，使体内的废物、毒素加速排出，起到排毒作用。

3. **药物作用**　拔罐疗法与药物疗法相结合，可充分发挥药物作用，提高临床疗效。此作用亦是建立在温热刺激作用基础之上。拔罐后局部皮肤温度升高，毛细血管扩张，血管壁通透性增强，人体新陈代谢旺盛，因而有利于药物吸收，使药物直达病所，发挥其治疗作用。孟氏牌抑菌液经临床实验研究证实有活血化瘀、疏通经络、祛风除湿、运行气血、散寒止痛之功效，在负压吸拔作用下，更有利于有效成分的吸收和增强对穴位、经络的刺激作用。

4. **消炎、缓解机体疼痛作用**　任何刺激，只要达到一定强度都可以成为伤害性刺激，当刺激传入神经末梢以后，机体便产生致痛物质，如钾离子、钠离子、组胺、5-羟色胺等，从而导致疼痛。同时局部的组织在刺激下也发生炎症反应，产生炎症渗出物和发生一系列红、肿、痛等病理变化。拔罐疗法的负压、吸拔、牵拉、挤压皮肤和浅层皮肤的良性刺激，可使血液重新分配，改善神经调节，从而改善局部内环境，加速血液循环，促进病变部位组织细胞的恢复和再生。吸拔后使血液循环改善，有助于清除炎症渗出物及致痛因子，减少或消除对神经末梢的刺激，可消除肿胀，缓解疼痛。局部白细胞轻微增多，白细胞吞噬功能增强，有利于吞噬细菌和病毒，故拔罐又有消炎作用。

5. **其他作用**　拔罐疗法对心率、血压、呼吸、神经、内分泌系统等具有双向的良性调节作用，如使高血压患者血压降低，使低血压患者血压升高；心动过速时使心率减慢，心动过缓时使心率加快等。这种双向调节作用与疾病的好转也是一致的。

四、拔罐的治疗效应对中医临床诊断的意义

（一）治疗效应

起罐后吸拔部位出现点片状紫红色瘀点、瘀斑，通称罐斑或罐印，或兼微

热痛感，这是正常反应，该反应3~5日可自行消失。

（二）病理反应

罐斑如现水疱、水肿与水气状，提示湿盛或有寒湿；若水疱色黄，提示有湿热；水疱呈红色或黑色，表示久病湿盛血瘀；罐斑色深紫，表示瘀血为患；罐斑色深紫黑，触之痛，伴有身热，系热毒瘀结；罐斑无皮色变化，触之不温，多为虚寒证；罐斑微痒或出现皮纹，多系风邪为患；罐斑或血疱色淡，多属虚证。拔针罐后，出血色深红为热，罐印青色为寒凝血瘀。以上反应应结合临床而具体分析。

五、中药拔罐疗法的操作方法

拔罐的操作方法是拔罐治疗的重要环节，直接影响拔罐的治疗效果，具体操作如下。

（一）拔罐前后的环节

首先根据病证选出相应穴位（参见中篇"常见病治疗"）、部位、患者的体位以及罐具，然后用棉棒蘸上孟氏牌抑菌液涂到拔罐部位。通过旋转花瓣螺母调整活塞端面至罐口，然后适度下压至罐口接触拔罐部位，右旋转花瓣螺母即可产生吸力，待患者感觉吸力适宜时即止，这样罐就可以吸附在皮肤上。卸罐时左旋即可，待螺杆顶面与花瓣螺母顶面基本平齐时便可将罐取下。卸罐后用棉棒再在拔罐部位涂上一层孟氏牌抑菌液。

（二）拔罐过程中的要领

拔罐过程中通过螺杆适当调节吸力，以患者有适当胀痛感为宜。可在拔罐5分钟后加压1次，再过5分钟再加压1次，以此类推，2次或多次加压治疗效果更佳。1次拔罐时间为20~30分钟，也可根据患者的耐受程度适当延长，儿童每次拔罐时间为10分钟左右；同一穴位每天拔罐1次，若皮肤疼痛可隔1天拔罐1次，其他穴位连续治疗。

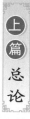

六、注意事项

（一）一般注意事项

拔罐疗法要根据病情精选穴位，不同部位选用适当大小的罐具。一般肌肉丰满、平坦、皮下脂肪较厚处，如腹、背、腰、胸、臀、大腿、肩部，可选大号或中号罐；肌肉较薄、皮下脂肪较少或比较狭小的部位，宜用小号罐；在颈部、手腕、手臂、脚踝、小腿等处可用异形罐，便于操作。

根据不同的拔罐位置，帮助患者选取适当的体位，同时将穴位暴露并擦洗干净，如要行特别罐法（如针罐、血罐）应局部消毒。

拔罐时室内应保持温暖，避开风口，防止患者受凉。患者不可随便移动，以免罐具脱落。拔罐数目多时，罐具间距离不宜太近，以1.5 cm为宜，以免罐具牵拉皮肤产生疼痛或因罐具间相互挤压而脱落。

初次治疗的患者、年老体弱者、儿童及神经紧张、空腹等患者选择小号罐为宜，拔罐时间宜短，负压力宜小，患者宜选择卧位，医者随时注意观察患者的反应，以免患者发生晕罐现象。过度疲劳、酒后、饥饿等情况下，患者应适当休息、饮食后再进行治疗。

如连续几天进行拔罐治疗，应注意适当轮换拔罐的位置，插空拔罐，不要只拔一个点，例如，可选同一条经络线上的不同穴位，或具有相同功效的不同穴位。

在拔脚部失眠穴、涌泉穴时，可用温水泡洗10～15分钟后再拔，以免皮硬掉罐，或拔罐时在罐的周围和皮肤接触处涂上密封油；干燥皮肤、老年人松弛的皮肤、毛发较多部位可涂密封油，起到密封作用，可使罐牢固。

拔罐中或拔罐后，在拔罐区若出现发热、冒凉气、温适感及紫斑、瘀血或丹痧、微痛、微痒等症状，属正常反应，不必惊慌。

拔罐治疗过程中若拔出水疱或血疱，不属医疗事故，这正是病情的反应，即人体正将寒气、湿邪、病毒排出体外。正气不足、免疫力低下者如发生水疱，应注意保护，可用酒精消毒，再用消毒纱布包好，任其自然吸收；当水疱较大时，也可刺破后消毒。

晕罐多表现为头晕目眩、面色苍白、恶心欲吐、四肢发凉、周身冷汗、呼吸急促、血压下降、脉微细无力等。此时应立即取下罐具，让患者平卧或取头低脚高卧位，给患者饮适量温开水，冬天注意保暖，夏天注意通风，症状轻者可迅速缓解并恢复正常；重者则用针刺或点按人中、合谷、内关、足三里等穴，或艾灸百会、气海、关元、涌泉等穴，必要时也可采用中西医结合的方法。心脏病患者应及时服用速效救心丸等急救药物。

（二）禁忌证

凝血机制障碍、有自发性出血倾向或损伤后出血不止的患者，如血友病、紫癜、白血病患者等不宜拔罐。

皮肤严重过敏或有传染性皮肤病者不宜拔罐。

高热抽搐、精神疾病或烦躁不安、全身高度浮肿、癌症晚期或恶病质、皮肤丧失弹性者不宜拔罐。

五官、孕妇腹部、腰骶部、乳头等部位不宜拔罐。

呼吸衰竭、心力衰竭者不宜拔罐。

（三）孟氏中药拔罐罐具的保养

勿使用其他外用擦剂拔罐，以免腐蚀或使罐体裂缝损坏。

罐体要用75%酒精棉球消毒，勿用其他消毒液或者煮烫，以免损坏罐体。

每次拔罐后，应用棉球把活塞下侧及永磁材料擦干，以免汗水（含盐）侵蚀永磁材料。

旋转花瓣螺母感到费力或手感太松时，则需在罐筒内壁涂拔罐密封油，切勿用其他油脂。罐具用久后，要连续左旋转花瓣螺母将活塞卸下，用75%酒精棉球将活塞、活塞胶圈及罐筒内壁擦净，然后在活塞的胶圈和罐筒内壁表面均匀涂上拔罐密封油，重新装好以备再次使用。

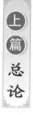
第三章
经络腧穴

一、经络学说

（一）经络的概念

经络是人体运行气血的通路，是经脉与络脉的总称。

经是经脉，"直行者为经"，经有路径的含义，它贯穿上下，沟通内外，是经络系统的主干。络是络脉，"支而横者为络"，络有网络的含义，是经脉别出的分支，纵横交错，分布全身。经脉为干，纵行分布于较深层；而络脉为分支，横行分布于浅表。

经络内属脏腑，外络肢节，沟通脏腑与体表、肌肉、筋脉、四肢百骸间的联系，使人体成为相互关联的统一整体。因此，经络有"运行气血，联络脏腑，沟通内外，贯穿上下"的作用，可以使人体各组织器官的功能活动保持协调和相对平衡。

经络中的经气来源于脏腑之气，经气的虚实可以反映出脏腑的盛衰。脏与腑、脏腑与体表之间多种复杂的生理功能活动都依赖经络的沟通。同样，它们之间的病理关系也会在经络上表现出来。因此，辨明经络，分清虚实，选取腧穴，运用针灸、拔罐等疗法来调理气血就可以治疗疾病。疾病的发生和传变与经络有密切关系，外邪可通过经络传入脏腑，内脏病变也会循经络反映到体表。内脏之病可以内病外治，体表之病也可以通过调理内脏加以治疗。

（二）十二经脉与奇经八脉

十二经脉与奇经八脉均隶属于经络系统。

1. 十二经脉　十二经脉是经络系统的主体，是正经，分属于十二脏腑，皆以所属的脏腑命名。属脏的经脉统称"阴经"，属腑的经脉总称"阳经"，即有手三阴经、足三阴经、手三阳经、足三阳经。阴经经脉分布于四肢内侧及胸腹部，阳经经脉分布于四肢外侧及背部。十二经脉的循行走向如图3-1所示。

十二经脉不仅各有一定的循行路线，而且经与经之间也有密切的联系，它们通过支脉和络脉沟通衔接，在脏与腑之间形成络属关系（图3-2）。脏与腑互为表里，因此阴经与阳经也有表里关系。阳经属腑络脏，阴经属脏络腑。十二经脉通过手足经的交接，循环流注，周而复始。

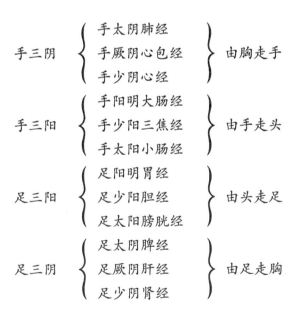

手三阴 { 手太阴肺经 手厥阴心包经 手少阴心经 } 由胸走手

手三阳 { 手阳明大肠经 手少阳三焦经 手太阳小肠经 } 由手走头

足三阳 { 足阳明胃经 足少阳胆经 足太阳膀胱经 } 由头走足

足三阴 { 足太阴脾经 足厥阴肝经 足少阴肾经 } 由足走胸

图3-1　十二经脉循行走向

脏（里）　腑（表）

肺……大肠
心……小肠
脾……胃
肝……胆
肾……膀胱
心包……三焦

（注"……"：络属）

图3-2　脏与腑表里络属关系

十二经脉联系的途径有以下4种。

阴经与阳经交接：阴经与阳经在四肢部衔接，如手太阴经与手阳明经在食指交接，手少阴经与手太阳经在小指交接，手厥阴经与手少阳经在无名指交接；足阳明经与足太阴经在足大趾交接，足太阳经与足少阴经在足小趾交接，足少阳经与足厥阴经在足大趾交接。

阳经与阳经交接：同名的手、足阳经在头面相接，如手、足阳明经都通于鼻旁，手、足太阳经均通于目内眦，手、足少阳经皆通于目外眦。

阴经与阴经交接：足太阴经与手少阴经交接于心中，足少阴经与手厥阴经交接于胸中，足厥阴经与手太阴经交接于肺内。

十二经脉依次交接：十二经脉通过手足阴阳表里经的连接而逐经相传，构成一个周而复始、衔接如环的传注系统。十二经脉交接规律如图3-3所示。

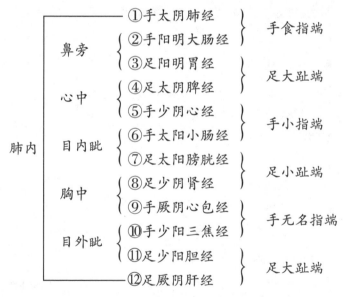

图3-3　十二经脉交接规律

2. **奇经八脉**　奇经八脉为任脉、督脉、冲脉、带脉、阴维脉、阳维脉、阴跷脉、阳跷脉八脉的总称。它不同于十二经脉，既不直属于脏腑，亦无表里配合。它交错分布于十二经之间，但不受其约束。奇经八脉沟通十二经之间的联系，对十二经气血起蓄积和渗灌调节作用。

督脉：为一身"阳脉之海"，调节全身诸阳经经气。督脉病时，脊柱强直，角弓反张。

任脉：为一身"阴脉之海"，调节全身诸阴经经气。任脉病时，男子内结七疝，女子带下瘕聚。

冲脉：为"十二经之海"，又称"血海"，涵蓄十二经气血。冲脉为病，逆气里急。

带脉：状如束带，环绕腰腹，有约束诸经之功能。带脉为病，腹部胀滞，妇女带下。

阴跷脉、阳跷脉：共同调节肢体的运动和眼睑的开合功能。通常肢体运动、精细动作、协调性方面的问题，可以调节这2条经脉。

阴维脉、阳维脉：阴维脉调节六阴经，阳维脉调节六阳经，二者一起维持阴阳经之间的协调与平衡。阳维为病多寒热，阴维为病多心痛。

（三）华佗夹脊穴

位置：在背腰部，第1胸椎至第5腰椎棘突下两侧，后正中线旁开0.5寸，一侧17个穴位。

主要适用范围：调节脏腑功能。其中上胸部穴位治疗心肺、上肢疾病；下胸部穴位治疗胃肠疾病；腰部的穴位治疗腰、腹及下肢疾病。第1胸椎至第3胸椎穴位主治上肢疾患；第1胸椎至第8胸椎穴位主治胸部疾患；第6胸椎至第5腰椎穴位主治腹部疾患；第1腰椎至第5腰椎穴位主治下肢疾患。

（四）经络学说的应用

1. **生理方面** 经络有以下3个生理功能。

沟通内外，联系肢体：《灵枢·海论》说："夫十二经脉者，内属于腑脏，外络于肢节。"指出经络能沟通表里，联络上下，将人体各部位组织、器官连接成一个有机整体。因此，机体在经络作用下保持正常生理活动。

运行气血，营养全身：《灵枢·本脏》说："经脉者，所以行血气而营阴阳，濡筋骨，利关节者也。"指出经络有运行气血、调节阴阳和濡养全身的作用。气血固然是营养机体的重要物质，但必须通过经络运行传输，才能使气血循环不息，保证机体营养供应及功能活动。由于经络能输布营养到周身，因而保证了全身各器官的正常功能。

抵御外邪，保卫机体：经络能行气血而营阴阳。营行脉中，卫行脉外，卫气密布于皮肤之中，因而有防御作用。

2. 病理方面　经络源于脏腑，故十二经脉和十二脏腑有直接的联系。由于经络沟通内外，从而使外在的组织和内在的脏腑发生相互作用。经络在疾病的发生与转归中起传导作用。脏腑受病，可外应体表；而经络受病，可传注病邪。当然这种转变也是相对的，关键还要看病邪的轻重及人体正气的盛衰，同时与治疗是否得当也有关系，如风寒之邪侵袭肌表时患者会出现恶寒、体痛、流涕等症状，若治疗不及时或正虚邪实，则会进一步内传脏腑，患者出现肺系症状，如咳嗽、咳痰、胸闷、气短等。

3. 诊断方面　经络有一定的循行路线和脏腑络属，能反映所属脏腑的病证，所以在临床上可以根据患者所表现的症状，结合经络循行来辨证归经。如头痛症状，痛在前额位属胃经，痛在头后部属膀胱经，痛在巅顶属肝经；两胁疼痛或少腹痛，则多与肝经有关。

某些疾病常反映在经络循行通路上，或反映在经气聚集的某些穴位上，因此这些部位常有明显的压痛、结节等异常反应，或出现皮肤形态、温度、电阻的改变，这些对于诊断疾病很有帮助。

经络有一定的分布部位，根据病变的反应部位，可知病在何经，即循经诊断，这是最基本的一点。

4. 治疗方面　经络学说被广泛应用于临床治疗。清代医家喻嘉言说："凡治病不明脏腑经络，开口动手便错。"可见经络系统理论指导治疗的重要性。

循经取穴：经脉和十二脏腑各有其具体的证候，因而在诊断明确以后，即应在相应经脉上选穴，如"腰背委中求，肚腹三里留"。

局部取穴：即根据《黄帝内经》"以痛为腧"的理论，在患病的脏腑或部位选取相应的穴位，如肝病取肝经的期门穴。

异经取穴：十二经脉和十二脏腑都有阴阳表里关系，可作为异经取穴的理论依据。如手太阴肺经有病，可取手阳明大肠经的穴位；手阳明大肠经有病，可取手太阴肺经的穴位。

上病下取，下病上取：十二经脉纵贯上下，因此在治疗上可"病在上取之下，病在下取之上"。如足少阳胆经头痛病在上，但该经的足窍阴穴却在下，可取此穴治疗；脱肛病在下，治疗时可取督脉百会穴。

三阴三阳循行有别：经络循行是"手之三阴从胸走手，手之三阳从手走头，足之三阳从头走足，足之三阴从足走腹（胸）"，因而可以采取迎随补泻法来治疗。

各有所会：奇经八脉各有所会，所以临床上可按八脉交会取穴治疗。

经脉交叉关系："病在左而治其右，病在右而治其左。"如足阳明胃经的左右两脉在承浆穴交叉，所以左侧口眼㖞斜可取右侧地仓穴、颊车穴治疗；手阳明大肠经左右两脉在人中穴交叉，因此治疗右侧牙痛可取左侧合谷穴。

二、腧穴

（一）腧穴的概念

腧穴是人体经络、脏腑之气输注于体表的部位。"腧"是传输的意思，"穴"是空隙的意思。腧穴是拔罐、针灸的刺激点。历代文献记载腧穴有"砭灸处""气穴""孔穴""穴位"等不同名称。

腧穴与经络、脏腑在生理上是息息相通、密切联系的，因此对腧穴进行针刺、拔罐可发挥相应经脉的作用，调节气血、内脏功能，激发机体内在抗病能力。

腧穴分为十四经穴、奇穴（经外穴）、阿是穴3类。十四经穴即分布在十二经脉和任、督二脉上的腧穴。奇穴是指既有明确位置，又有明确穴名，而尚未列入十四经脉系统的腧穴。阿是穴没有固定位置，是指以压痛点为施术部位的腧穴。

腧穴的作用可概括为输注气血、反映病候、防治疾病。

（二）腧穴的体表定位和取穴方法

1. **骨度分寸取穴法** 古人以骨节为主要标志，测量周身各部的长短、大小，称为骨度。临床常用骨度分寸取穴如表3-1所示。

表3-1 骨度分寸取穴

部 位	起止点	分寸 （单位：寸）	说 明
头 部	前发际至后发际	12	如果头发边际不明显，可自眉心量至第7颈椎棘突，折作18寸
	前发际至眉心	3	
	后发际至第7颈椎棘突	3	
	两前发角之间	9	耳后两乳突最高点亦作9寸
胸 腹 部	两乳头之间	8	胸部直寸一般以肋骨间隙为取穴根据，每一肋骨间隙大约折作1.6寸
	胸骨体下缘至脐中	8	
	脐中至耻骨联合上缘	5	
	腋窝横纹至11肋	12	
背腰部	肩胛骨内缘肩背正中线	3	背部直寸以脊椎间隙为取穴根据
上 肢	腋前横纹至肘横纹	9	上肢内外侧同用
	肘横纹至腕横纹	12	
下 肢	股骨大粗隆(大转子)至膝中	19	同用于下肢外侧
	膝中到外踝尖	16	
	耻骨联合上缘至股骨内上髁上缘	18	同用于下肢内侧
	胫骨内侧髁下缘至内踝尖	13	

2. **手指同身寸法** 以患者手指为标准，进行测量定穴（图3-4）。

3. **固定标志取穴法** 固定标志指不受人体活动影响、固定不移的标志。如两耳之间于头顶中点取百会，两眉之间为印堂，肚脐中央为神阙等。

4. 动作标志取穴法　通过做动作或变换体位来取穴。如低头取大椎，张大口于耳屏前方凹陷处取听宫，仰头取天突，屈肘横纹头取曲池，屈膝取犊鼻等。

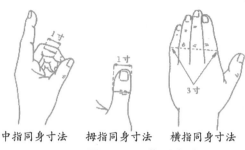

中指同身寸法　　拇指同身寸法　　横指同身寸法

图3-4　手指同身寸法

（三）常用腧穴

1. 十二经及任、督脉常用穴位

手太阴肺经：中府、云门、尺泽。

手阳明大肠经：合谷、曲池、肩髃、迎香。

足阳明胃经：承泣、四白、地仓、颊车、头维、人迎、缺盆、膺窗、乳根、水道、梁门、天枢、足三里、上巨虚、下巨虚、丰隆、内庭、髀关、伏兔。

足太阴脾经：三阴交、地机、阴陵泉、血海、大横。

手少阴心经：极泉、少海、通里、青灵、阴郄、神门。

手太阳小肠经：少泽、阳谷、肩贞、天宗、肩外俞、肩中俞、颧髎。

足太阳膀胱经：睛明、攒竹、通天、天柱、大杼、风门、肺俞、厥阴俞、心俞、督俞、膈俞、肝俞、胆俞、脾俞、胃俞、三焦俞、肾俞、气海俞、大肠俞、关元俞、膀胱俞、白环俞、八髎（上髎、次髎、中髎、下髎）、委中、志室、承山、昆仑、秩边、殷门、阳纲。

足少阴肾经：涌泉、太溪、阴谷、俞府。

手厥阴心包经：曲泽、郄门、内关、中冲。

手少阳三焦经：翳风、角孙、耳门、外关、支沟、三阳络、天髎。

足少阳胆经：瞳子髎、阳白、风池、肩井、日月、京门、居髎、环跳、风市、阳陵泉、悬钟、丘墟、足临泣。

足厥阴肝经：大敦、行间、太冲、阴包、足五里、阴廉、章门、期门。

督脉：长强、命门、大椎、哑门、身柱、神道、灵台、至阳、筋缩、腰阳关、风府、百会、神庭、人中（水沟）。

任脉：中极、关元、气海、神阙、中脘、下脘、上脘、膻中、天突、承浆、华盖。

2. **经外奇穴常用穴位** 印堂、太阳、夹脊、子宫、血压点、腰眼、胆囊、利尿、阑尾、定喘、安眠、失眠。

3. **按部位划分常用腧穴一览表** 以下按照身体部位列表（表3-2～表3-8）说明全身穴位分布状况，并于各表后附有图示（图3-5～图3-10）说明。

表3-2 头面颈部腧穴

穴 名	位 置	主 治	归 经
迎 香	鼻翼外缘中点旁开0.5寸，鼻唇沟中	鼻塞、鼻炎、口眼㖞斜	手阳明大肠经
承 泣	目正视，瞳孔直下0.7寸，当眶下缘与眼球之间	眼病、目赤肿痛、迎风流泪、眼睑眴动、口眼㖞斜、头痛眩晕	足阳明胃经
四 白	目正视，瞳孔直下1寸，当眶下孔凹陷中	口眼㖞斜、目赤痛痒、头痛、眩晕、面肌痉挛	足阳明胃经
地 仓	平口角旁0.4寸	流涎、口眼㖞斜、牙痛、颊肿	足阳明胃经
颊 车	下颌角前上方一横指凹陷中，咀嚼时咬肌隆起处	口眼㖞斜、牙痛、颊肿、牙关脱臼、颈强	足阳明胃经
下 关	颧弓下缘中央与下颌切迹之间的凹陷中，合口有孔，张口即闭	面瘫、牙痛、耳聋、耳鸣、眩晕	足阳明胃经
头 维	额角发际直上0.5寸，头正中线旁4.5寸	头痛、目眩、目痛、视物不明、喘逆烦满	足阳明胃经
人 迎	喉结旁开1.5寸，胸锁乳突肌前缘	咽喉肿痛、喘息、项肿、气闷、头痛、瘰疬、瘿气	足阳明胃经
颧 髎	目外眦直下，颧骨下缘凹陷	口眼㖞斜、牙痛	手太阳小肠经

穴 名	位 置	主 治	归 经
睛 明	目内眦旁0.1寸	眼病	足太阳膀胱经
攒 竹	眉头凹陷中	头痛、失眠、眉棱骨痛、目赤、口眼㖞斜	足太阳膀胱经
通 天	头部中线入前发际4寸，旁开1.5寸	头痛、眩晕、鼻塞、鼻衄、鼻渊	足太阳膀胱经
天 柱	后发际正中直上0.5寸，旁开1.3寸，当斜方肌外缘凹陷中	头痛、项强、鼻塞、肩背痛	足太阳膀胱经
翳 风	乳突前下方，平耳垂后下缘的凹陷中	耳鸣、耳聋、口眼㖞斜、牙关紧闭、牙痛	手少阳三焦经
角 孙	当耳尖处的发际	颊肿、目翳、牙痛、项强	手少阳三焦经
耳 门	耳屏上切迹前，下颌骨髁状突后缘凹陷中	耳鸣、耳聋、牙痛、上龋齿痛	手少阳三焦经
瞳子髎	目外眦旁0.5寸，眶骨外缘凹陷中	头痛、目赤肿痛、目翳	足少阳胆经
阳 白	目正视，瞳孔直上，眉上1寸	头痛、目眩、目痛、视物模糊、眼睑𥆧动	足少阳胆经
风 池	项后枕骨下两侧，胸锁乳突肌与斜方肌之间凹陷中	偏头痛、感冒、项强、鼻衄、鼻塞	足少阳胆经
哑 门	后发际正中直上0.5寸，第2颈椎棘突上际凹陷中	暴喑、舌强不语、癫狂、痫证、头痛、项强	督脉
风 府	后发际正中直上1寸，枕外隆凸直下，两侧斜方肌之间的凹陷中	头痛、项强、眩晕、失音、癫狂痫证、中风	督脉
百 会	后发际正中直上7寸，头顶中线与两耳尖连线交点处	头痛、眩晕、昏厥、中风失语、痫证、脱肛	督脉
神 庭	前发际正中直上0.5寸	头痛、眩晕、失眠、鼻渊、癫痫	督脉
水 沟（人中）	人中沟正中线上1/3与下2/3交界处	惊风、口眼㖞斜、癫痫、腰脊强痛	督脉
承 浆	颏唇沟的中点	口眼㖞斜、牙痛、齿龈肿痛、暴喑	任脉

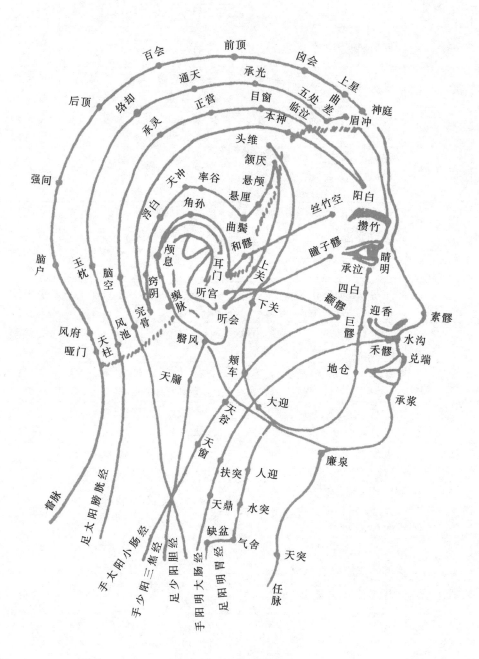

图3-5 头面颈部腧穴

表3-3　胸腹部腧穴

穴 名	位 置	主 治	归 经
膻 中	在胸骨上，当两乳头之中间取穴	咳喘、胸闷、胸痛、心痛心悸、乳少、噎膈	任脉
巨 阙	前正中线，胸骨剑突下，脐上6寸	心脏病、精神病、胃痛、呕吐、胆道蛔虫病、胰腺炎等	任脉
中 脘	前正中线，脐上4寸	胃炎、胃溃疡、胃下垂、胃痛、呕吐、腹胀、腹泻、便秘、消化不良、神经衰弱等	任脉
上 脘	前正中线，脐上5寸	急（慢）性胃炎、胃扩张、胃痉挛、贲门痉挛、胃溃疡、十二指肠溃疡	任脉
下 脘	前正中线，脐上2寸	胃扩张、胃痉挛、慢性胃炎、消化不良、肠炎、肠梗阻、肠痉挛、便秘、腹胀等	任脉
气 海	前正中线，脐下1.5寸	神经衰弱、腹胀、腹痛、痛经、月经不调、麻痹性肠梗阻、阳痿、遗精遗尿、膀胱炎、肾炎、肾绞痛等	任脉
关 元	前正中线，脐下3寸	腹痛、腹泻、痢疾、肾炎、尿路感染、痛经、盆腔炎、子宫下垂、功能失调性子宫出血、阳痿、遗尿等	任脉
中 极	前正中线，脐下4寸	遗精、遗尿、尿闭、阳痿、早泄、月经不调、白带过多、不孕、肾炎、盆腔炎等	任脉
梁 门	前正中线旁开2寸，脐上4寸	厌食、呕吐、腹胀、腹痛、脘痛、疝痛、完谷不化、泄泻等	足阳明胃经
天 枢	平脐旁开2寸	急(慢)性胃炎、急(慢)性肠炎、细菌性痢疾、麻痹性肠梗阻、便秘、腹膜炎、痛经、盆腔炎	足阳明胃经
水 道	前正中线旁开2寸，脐下3寸	肾炎、膀胱炎、尿闭、腹水、睾丸炎、前列腺炎、附件炎、月经不调等	足阳明胃经

续表

穴　名	位　置	主　治	归　经
膺　窗	乳头上第3肋间，前正中线旁开4寸	肺炎、胸膜炎、乳腺炎、乳汁不足、胸痛、咳喘、急（慢）性支气管炎等	足阳明胃经
中　府	胸前臂外上方，前正中线旁开6寸，平第1肋间处	咳嗽、胸闷、肩背痛、喉痛、腹胀	手太阴肺经
云　门	前正中线旁开6寸，当锁骨外端下缘凹陷处	咳嗽、气喘、胸痛、胸中烦热、肩痛	手太阴肺经
天　突	胸骨切迹上缘正中上0.5寸凹陷处	咳嗽痰多、牙关紧闭、脑炎后遗症、失音、咽喉炎、扁桃体炎	任脉
缺　盆	锁骨中点上凹陷处，直对乳头	上肢瘫痪、臂麻木、高血压、头痛、颈椎病、臂丛神经炎	足阳明胃经
乳　根	乳头下1.6寸处，约第5肋间	胸痛、咳嗽、气喘、呃逆、乳痛、乳汁少	足阳明胃经
华　盖	胸骨正中线上，平第1肋间	气喘、咳嗽、胸肋满痛	任脉
俞　府	锁骨下缘，前正中线旁开2寸	咳嗽、气喘、胸痛、呕吐、腹胀	足少阴肾经

表3-4　胸腹侧面腧穴

穴　名	位　置	主　治	归　经
章　门	第11肋游离端的下际	胸胁痛、胸闷、腹胀、小儿疳积、泄泻	足厥阴肝经
期　门	乳头直下第6肋间隙	胸胁痛、腹胀、呕吐、呃逆	足厥阴肝经
日　月	期门穴下1.5寸处	肝胆疾患、胃病、膈肌痉挛	足少阳胆经

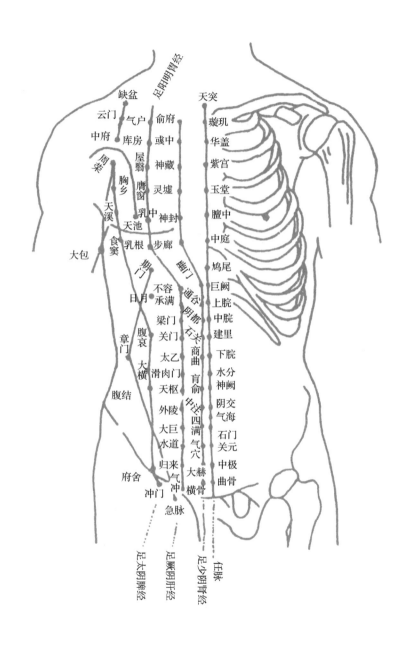

缺盆
云门　气户　俞府　　天突
中府　库房　彧中　　璇玑
　　　屋翳　神藏　　华盖
周荣　膺窗　灵墟　　紫宫
胸乡　乳中　　　　　玉堂
天溪　　　神封　　　膻中
　　天池　　　　　　中庭
乳根　步廊
食窦
大包
　　　　　　幽门　　鸠尾
期门　不容　通谷　　巨阙
日月　承满　阴都　　上脘
　　　梁门　石关　　中脘
　　　关门　商曲　　建里
　　　太乙　肓俞　　下脘
章门　滑肉门　　　　水分
大横　天枢　中注　　神阙
腹结　外陵　四满　　阴交
　　　大巨　气穴　　气海
　　　水道　　　　　石门
　　　归来　大赫　　关元
府舍　气冲　横骨　　中极
　　冲门　急脉　　　曲骨

足太阴脾经　足厥阴肝经　足少阴肾经　任脉

足阳明胃经

图3-6　胸腹部腧穴

表3-5 背部腧穴

穴名	位置	主治	归经
大椎	第7颈椎与第1胸椎棘突间正中处，低头时明显	发热、感冒、咳嗽、气喘、落枕、小儿惊风等	督脉
身柱	第3、第4胸椎之间，后正中线上	支气管炎、肺炎、神经及精神病、瘫痪、发热、胸膜炎	督脉
神道	第5、第6胸椎棘突之间，后正中线上	心脏病、神经衰弱、癔病、心动过速、神经及精神病	督脉
灵台	第6、第7胸椎棘突之间，后正中线上	心脏病、精神和神经病、咳嗽、哮喘、疔疮、胆道蛔虫病、胃痛	督脉
至阳	第7、第8胸椎棘突之间，后正中线上	肝炎、胆囊炎、疟疾、胃痛、胰腺炎、胆道蛔虫病、肋间神经痛	督脉
筋缩	第9、第10胸椎棘突之间，后正中线上	癫痫、腰背神经痛、强直性痉挛、胃肠痉挛、神经衰弱	督脉
命门	第2、第3腰椎棘突之间，后正中线上	遗尿、遗精、阳痿、白带、子宫内膜炎、盆腔炎、附件炎、头痛、脊柱炎	督脉
天宗	肩胛骨冈下窝中	肩背酸痛、颈项强直、上肢冷痛	手太阳小肠经
腰阳关	第4、第5腰椎棘突之间，后正中线上	腰骶神经痛、下肢瘫痪、风湿性关节炎、月经不调、遗精、慢性肠炎	督脉
八髎	在第1、2、3、4骶后孔中（分别称为上髎、次髎、中髎、下髎）	腰眼痛、泌尿生殖系疾病	足太阳膀胱经
大杼	第1胸椎棘突下旁开1.5寸	发热、咳嗽、项强、肩胛酸痛	足太阳膀胱经
风门	第2胸椎棘突下旁开1.5寸	伤风、咳嗽、发热、头痛、目眩项强、腰背痛	足太阳膀胱经

穴 名	位 置	主 治	归 经
肺 俞	第3胸椎棘突下旁开1.5寸	咳嗽、气喘、胸闷、胸痛、背肌劳损	足太阳膀胱经
厥阴俞	第4胸椎棘突下旁开1.5寸	咳嗽、心痛、心悸、胸闷、呕吐	足太阳膀胱经
心 俞	第5胸椎棘突下旁开1.5寸	失眠、心痛、心悸、梦遗、盗汗	足太阳膀胱经
督 俞	第6胸椎棘突下旁开1.5寸	心脏病、腹痛、肠鸣、膈肌痉挛、脱发、皮肤病、乳腺炎等	足太阳膀胱经
膈 俞	第7胸椎棘突下旁开1.5寸	呕吐、噎膈、气喘、咳嗽、盗汗	足太阳膀胱经
肝 俞	第9胸椎棘突下旁开1.5寸	黄疸、胁肋痛、吐血、目赤、目眩、视物不清、脊背痛	足太阳膀胱经
胆 俞	第10胸椎棘突下旁开1.5寸	胁肋痛、口苦、黄疸、胸满、肺痨	足太阳膀胱经
脾 俞	第11胸椎棘突下旁开1.5寸	胃脘胀痛、黄疸、呕吐、消化不良、泄泻、小儿慢惊风	足太阳膀胱经
胃 俞	第12胸椎棘突下旁开1.5寸	胃痛、腹胀、噎膈、小儿吐乳、消化不良	足太阳膀胱经
三焦俞	第1腰椎棘突下旁开1.5寸	肠鸣、腹胀、呕吐、泄泻、腰背强痛	足太阳膀胱经
肾 俞	第2腰椎棘突下旁开1.5寸	肾虚、腰痛、遗精、阳痿、早泄、月经不调、带下	足太阳膀胱经
气海俞	第3腰椎棘突下旁开1.5寸	腰痛、痔漏、痛经	足太阳膀胱经
大肠俞	第4腰椎棘突下旁开1.5寸	腰腿痛、腰肌劳损、腹痛、腹胀、泄泻、痢疾、便秘、痔漏	足太阳膀胱经
关元俞	第5腰椎棘突下旁开1.5寸	腰痛、泄泻、遗尿、小便不利	足太阳膀胱经
膀胱俞	平第2骶后孔，骶正中嵴旁开1.5寸	小便不利、遗尿、泄泻、便秘、腰背强痛、遗精	足太阳膀胱经

第三章 经络腧穴

穴　名	位　　置	主　　治	归　经
白环俞	平第4骶后孔，骶正中嵴旁开1.5寸	坐骨神经痛、腰骶痛、子宫内膜炎、盆腔炎、肛门疾患	足太阳膀胱经
肩中俞	第7颈椎棘突下旁开2寸	咳嗽、哮喘、肩背痛、肩背风湿、颈椎病	手太阳小肠经
肩外俞	第1胸椎棘突下，距中线旁开3寸	咳嗽、肩背痛、颈椎病、肩周炎、上肢疾患	手太阳小肠经
阳　纲	第10胸椎棘突下旁开3寸	肝胆疾病、蛔虫病、胃肠痉挛、消化不良	足太阳膀胱经
天　髎	肩井穴下1寸，肩胛骨上角骨际凹陷中	颈部、肩部疾病	手少阳三焦经
肩　贞	腋后纹尽端上1寸处	耳鸣、耳聋、肩胛痛、上肢麻痹与疼痛	手太阳小肠经
京　门	第12肋游离端的下际	急（慢）性肾炎、腰痛、肠痉挛、腹胀	足少阳胆经

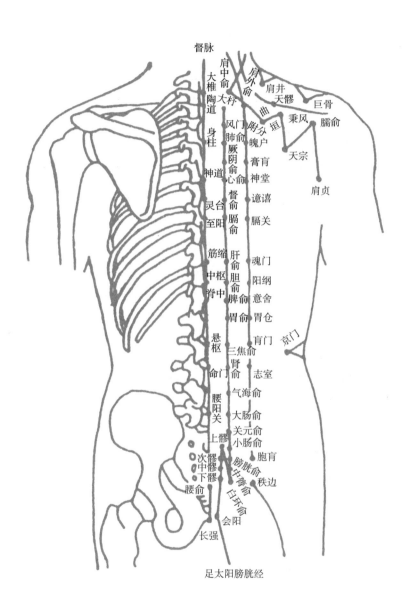

图3-7 背部腧穴

表3-6　上肢腧穴

穴　名	位　　置	主　　治	归　经
尺 泽	肘横纹上，肱二头肌腱桡侧凹陷中	肘臂挛痛、咳嗽、胸胁胀满、咽喉肿痛	手太阴肺经
合 谷	手背第1、2掌骨之间，约平第2掌骨桡侧中点处	头痛、牙痛、咽喉肿痛、手臂肿痛、手指痉挛、口眼㖞斜、便秘、闭经	手阳明大肠经
曲 池	屈肘侧掌成直角，当肘横纹外端凹陷中	发热、牙痛、咽喉肿痛、手臂肿痛、肘痛、高血压	手阳明大肠经
肩 髃	上臂平举时，肩部出现两个凹陷，于前方凹陷处取之	中风偏瘫、肩关节痛、肩周炎、上肢疾病	手阳明大肠经
极 泉	腋窝正中，腋动脉搏动处	胸闷、胁肋痛、心痛、心悸、臂肘冷麻	手少阴心经
少 海	屈肘，当肘横纹内端与肱骨内上髁连线之中点	心痛、肘臂挛痛、目眩、头项痛、腋胁痛、暴喑、痫证	手少阴心经
阴 郄	腕横纹上0.5寸，尺侧腕屈肌腱的桡侧	心痛、惊悸、骨蒸盗汗、吐血、衄血、暴喑、喉痹	手少阴心经
神 门	腕横纹尺侧端，尺侧腕屈肌腱的桡侧缘凹陷中	心痛、惊悸、怔忡、失眠、健忘、癫痫、遗溺、喘逆	手少阴心经
通 里	神门穴上1寸	心悸、怔忡、头晕、咽痛、暴喑、舌强不语、腕臂痛	手少阴心经
少 泽	小指尺侧，指甲角旁约0.1寸	发热、中风昏迷、心痛、乳少、咽喉肿痛	手太阳小肠经
阳 谷	腕背横纹尺侧端，尺骨茎突前凹陷中	头痛、目眩、牙痛、耳鸣、耳聋、热病、腕痛	手太阳小肠经
曲 泽	肘横纹中，肱二头肌腱尺侧	心痛、心悸、呕吐、胃痛、泄泻、热病、烦渴、咳嗽、肘臂挛痛	手厥阴心包经
内 关	腕横纹上2寸，掌长肌腱与桡侧腕屈肌腱之间	心痛、心悸、胸闷、胃痛、呕吐、精神失常、失眠、偏头痛	手厥阴心包经

穴　名	位　置	主　治	归　经
中　冲	中指尖端中央	心痛、中风昏迷、舌强不语、热病、舌下肿痛、小儿夜啼、中暑、昏厥	手厥阴心包经
外　关	腕背横纹上2寸，桡、尺骨之间	热病、头痛、肘臂痛、手指痛、屈伸不利	手少阳三焦经
支　沟	腕背横纹上3寸，桡、尺骨之间	耳鸣、耳聋、暴喑、胁肋痛、便秘	手少阳三焦经

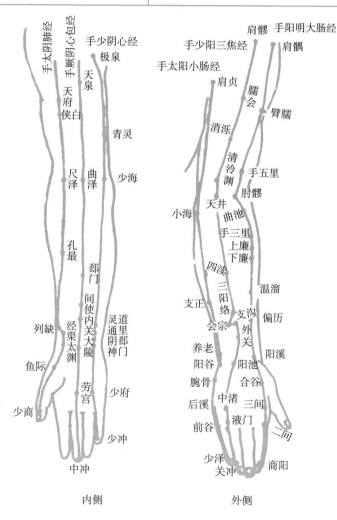

图3-8　上肢腧穴（内侧及外侧）

表3-7　下肢腧穴

穴　名	位　置	主　治	归　经
足三里	犊鼻穴下3寸，胫骨前嵴外一横指处	胃痛、呕吐、腹泻、便秘、下肢痿痹、膝胫酸痛、疳积、乳痈、虚劳	足阳明胃经
上巨虚	足三里穴下3寸	腹泻、便秘、胫前挛痛、下肢瘫痪、脚弱无力	足阳明胃经
下巨虚	上巨虚穴下3寸	小腹疼痛、泄泻、痢下脓血、腰脊痛、乳痈、下肢痿痹、跟痛症	足阳明胃经
丰　隆	小腿前外侧，外膝眼与外侧踝尖连线的中点	头痛、咽痛、咳嗽、痰多、肢肿、便秘、狂痫	足阳明胃经
内　庭	足背第2、3趾间缝纹端	牙痛、咽喉肿痛、胃痛、吐酸、腹胀、泄泻、便秘	足阳明胃经
三阴交	内踝高点上3寸，胫骨内侧面的后缘	失眠、腹胀纳呆、遗尿、小便不利、阳痿、遗精、崩漏、带下	足太阴脾经
地　机	阴陵泉直下3寸	腹痛、泄泻、水肿、小便不利、遗精	足太阴脾经
阴陵泉	胫骨内侧踝下缘凹陷中	腹胀、泄泻、膝关节酸痛、小便不利、月经不调、赤白带下	足太阴脾经
血　海	屈膝，髌骨内上缘上2寸	月经不调、痛经、闭经、膝痛	足太阴脾经
委　中	腘窝横纹中点	腰痛、膝关节屈伸不利、半身不遂、腹痛、吐泻、小便不利	足太阳膀胱经
承　山	腓肠肌两肌腹之间凹陷的顶端	腰腿痛、腓肠肌痉挛、痔疾便秘、疝气、脚气	足太阳膀胱经
昆　仑	外踝高点与跟腱间凹陷中	腰痛、头痛、项强、目眩、鼻衄、踝关节扭伤	足太阳膀胱经
涌　泉 （穴位图见81页）	足底中线的前中1/3交点处，足趾屈曲时呈凹陷处	头顶痛、眩晕、昏厥、失眠、小儿发热惊风、便秘	足少阳肾经

穴　名	位　　置	主　　治	归　经
太　溪	内踝高点与跟腱之间凹陷中	喉痛、牙痛、不寐、遗精、阳痿、月经不调、小便频数、腰痛	足少阴肾经
居　髎	髂前上棘与股骨大转子高点连线的中点	腰腿痛、髋关节酸痛、疝气	足少阳胆经
环　跳	股骨大转子高点与骶管裂孔连线的外1/3与内2/3交界处	腰腿痛、偏瘫、痔疾、带下	足少阳胆经
风　市	大腿外侧中间，髌底上7寸；患者以手贴于腿外，中指尖下是穴	偏瘫、膝关节酸痛、遍身瘙痒、脚气	足少阳胆经
阳陵泉	腓骨小头前下方凹陷中	膝关节酸痛、胁肋痛、下肢痿痹、麻木	足少阳胆经
悬　钟（绝骨）	外踝高点上3寸，腓骨前缘	头痛、项强、下肢酸痛	足少阳胆经
丘　墟	外踝前下方，趾长伸肌腱外侧凹陷中	踝关节痛、胸胁痛	足少阳胆经
足临泣	足背第4、5趾间缝纹端上1.5寸	头痛、目眩、瘰疬、胁肋痛、足跗肿痛、足趾挛痛	足少阳胆经
大　敦	拇趾外侧趾甲角旁约0.1寸	疝气、遗尿、闭经、崩漏、癫痫	足厥阴肝经
行　间	足背第1、2趾间缝纹端	头痛、目眩、目赤肿痛、口喎、痛经、带下、中风、足跗疼痛	足厥阴肝经
太　冲	足背第1、2跖骨间，跖骨底结合部前方凹陷中	头痛、眩晕、胁痛、遗尿、小便不利、月经不调	足厥阴肝经
阴　包	股骨内上髁4寸，缝匠肌后缘	小腹痛、阳痿、遗精、遗尿、小便不利、月经不调	足厥阴肝经
足五里	耻骨联合上缘中点处旁开2寸，直下3寸	小腹痛、小便不通、睾丸肿痛	足厥阴肝经
阴　廉	足五里穴上1寸	月经不调、带下、小腹痛	足厥阴肝经

第三章　经络腧穴

33

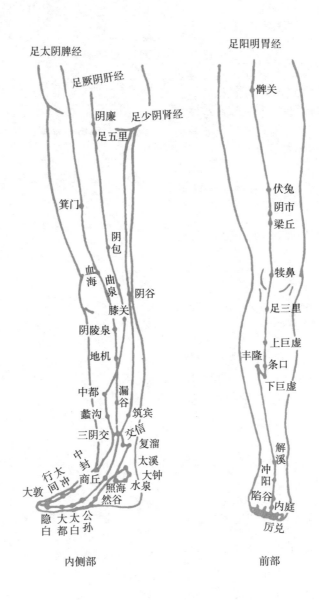

足太阴脾经　　　　　　　足阳明胃经

足厥阴肝经

阴廉　足少阴肾经
足五里

髀关

箕门

伏兔
阴市
梁丘

阴包

血海　曲泉　　阴谷
膝关

犊鼻

阴陵泉

足三里

地机

上巨虚
丰隆　条口
下巨虚

中都　漏谷

蠡沟　筑宾
三阴交　交信
复溜
中封　太溪
大钟
水泉

解溪

冲阳
陷谷
内庭
厉兑

行　太
间　冲
大敦

商丘
照海　然谷

隐　大　太　公
白　都　白　孙

内侧部　　　　　　　　前部

图3-9　下肢腧穴（内侧部及前部）

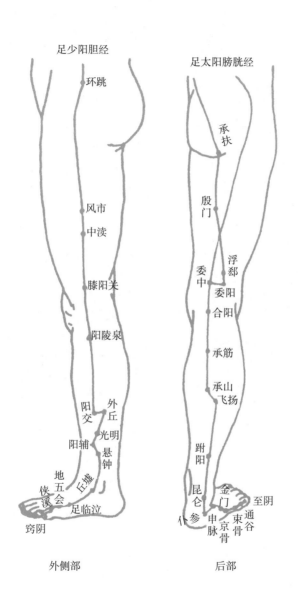

足少阳胆经

环跳

风市

中渎

膝阳关

阳陵泉

阳交　外丘

光明

阳辅　悬钟

地五会　丘墟

侠溪　足临泣

窍阴

外侧部

足太阳膀胱经

承扶

殷门

委中　浮郄

委阳

合阳

承筋

承山

飞扬

跗阳

昆仑　金门

仆参　申脉　京骨　束骨　通谷　至阴

后部

图3-10　下肢腧穴（外侧部及后部）

表3-8　经外奇穴

穴　名	位　置	主　治	归　经
印　堂	两眉头连接的中点	头痛、鼻衄、鼻渊、失眠、小儿惊风	经外奇穴
上印堂*	印堂上1寸	头痛、鼻炎、鼻衄、鼻渊、小儿惊风	经外奇穴
太　阳	眉梢与目外眦之间向后约1寸处凹陷中	头痛、感冒、目眩、目赤肿痛、口眼㖞斜、牙痛	经外奇穴
夹　脊	第1胸椎至第5腰椎，各椎棘突下旁开0.5寸	脊椎疼痛强直、脏腑疾患以及强壮作用	经外奇穴
子　宫	脐下4寸，前正中线旁开3寸	子宫脱垂、月经不调、痛经、崩漏、疝气、腰痛	经外奇穴
血压点	第6、7颈椎棘突之间旁开2寸	高血压、低血压	经外奇穴
腰　眼	第4腰椎棘突下旁开3～4寸凹陷处	带下、腰痛、尿频、消渴、虚劳、月经不调	经外奇穴
胆　囊	阳陵泉穴直下1～2寸压痛最明显处	急（慢）性胆囊炎、胆石症、胆道蛔虫病、胆绞痛、胁痛、下肢痿痹	经外奇穴
利　尿	脐下2.5寸	癃闭、淋证、血尿、遗尿、腹痛泄泻、痢疾	经外奇穴
阑　尾	小腿部外侧，在足三里穴直下1～2寸、压痛最明显处	急（慢）性阑尾炎、急（慢）性肠炎、胃脘疼痛、消化不良、下肢痿痹、胃下垂	经外奇穴
定　喘	第7颈椎棘突处旁开0.5～1寸	哮喘、咳嗽、落枕、瘾疹	经外奇穴
安　眠	风池穴和翳风穴连线的中点	失眠、眩晕、头痛、心悸、癫狂、烦躁	经外奇穴
失　眠	足底中线与内外踝连线交点处	失眠、跟痛症	经外奇穴

*是笔者在医疗实践中发现的有效拔罐穴

（四）腧穴主治功能的一般规律

1. **近治作用**　这是一切腧穴主治作用的共同特点，即所有穴位都有局部主治功能和邻近主治功能。如耳部穴位治耳病，眼部穴位治眼病，每一关节、肌肉局部的穴位均可治该部的疾病，某一内脏器官所在体表的穴位可治该内脏器官的疾病。某些穴位可兼治其附近器官和组织的疾病。如天枢穴可治胃肠疾病和月经疾病等；印堂穴可治前额病和鼻病；外关穴可治腕、指疼痛。

2. **远治作用**　这是十四经穴主治作用的基本规律。在十四经穴中，尤其四肢肘、膝以下的穴位，不仅能治疗局部病证，而且能治疗本经循行所及的远隔部位的脏腑组织、器官的疾病。如百会穴治脱肛；足三里穴不仅能治疗下肢病证，还能调整消化系统功能，提高人体免疫力；合谷穴治疗头、颈部病证。

3. **特殊作用**　某些腧穴其治疗作用具有相对特异性。如人中穴可急救，大椎穴有退热作用，至阴穴可矫正胎位。临床实践已证实，某些穴位对人体不同状态起双向调节作用。如天枢穴可止泻又可通便，曲池穴既能降低血压，又能升高血压。

另外，由于十四经脉间互相联系沟通，许多穴位有相同的主治功能。

第四章
孟氏牌抑菌液

一、孟氏牌抑菌液的成分与功效

孟氏牌抑菌液由西红花、血竭、细辛、川芎、延胡索等21味名贵中药，经现代科技加工提取的有效成分制成，具有活血化瘀、疏通经络、祛风除湿、运行气血、散寒止痛的功效。

二、孟氏牌抑菌液的药理作用

通过药理实验研究证实，孟氏牌抑菌液有抗炎、镇痛及改善微循环的作用。笔者通过外涂给药法对孟氏牌抑菌液进行了3项研究，对照组均涂等量60%的酒精。

1. **抗炎作用** 实验结果表明，外涂孟氏牌抑菌液对二甲苯所致的小鼠耳廓肿胀有明显的抑制作用，抑制率为52.42%，与对照组比较，$P < 0.01$，差异有统计学意义，提示孟氏牌抑菌液有显著的抗炎作用。

2. **镇痛作用** 实验结果表明，外涂孟氏牌抑菌液可使兔耳痛阈值升高23.94%，与用药前相比较，$P < 0.05$，对照组无显著改变，提示孟氏牌抑菌液有镇痛作用。

3. 改善微循环作用　实验结果表明，外涂孟氏牌抑菌液可使小鼠耳廓微循环血流灌注量增加21.34%，与用药前相比较，$P < 0.01$，对照组无显著改变，提示孟氏牌抑菌液有显著的改善微循环的作用。

三、孟氏牌抑菌液的安全性

孟氏牌抑菌液采用纯天然植物作为原料，不添加防腐剂和合成色料，无危害人体肌肤之添加物，无任何毒副作用。药理学毒性实验研究证实孟氏牌抑菌液具有安全性。实验包括家兔完整皮肤和破损皮肤的急性毒性实验、多次用药皮肤刺激实验以及豚鼠皮肤致敏实验，结果表明，将相当于人体用量的100倍的药液涂抹于家兔完整及破损皮肤上，对家兔的行为、活动、体重均无影响，对家兔皮肤无刺激作用，对豚鼠皮肤无致敏作用。

四、应用孟氏牌抑菌液的注意事项

孟氏牌抑菌液只限外用，不得内服，应妥善保管，防止儿童误取。极个别对药物、酒精过敏者，不宜使用本品，如若使用，应对局部过敏性皮肤进行对症处理。

将孟氏牌抑菌液涂于要拔罐的穴位处或病痛局部，然后再进行拔罐。部分病证可单独外用，不必配合拔罐。若局部组织疼痛、肿胀、麻木，可涂孟氏牌抑菌液，有消肿止痛之效。

五、孟氏牌抑菌液单独涂抹可适用的疾病

蚊虫叮咬、软组织损伤、中耳炎、慢性鼻炎、过敏性鼻炎、鼻息肉、眼睛模糊、轻度白内障、泪囊炎、玻璃体混浊、角膜炎、结膜炎、视神经萎缩、眼睛疲劳、老视、牙疼、牙周炎、牙龈炎、口腔溃疡、轻度烧伤、烫伤、电气焊烫伤、冻疮、斑秃、寻常疣、痔疮、脱肛、外阴瘙痒、精索静脉曲张、静脉曲张、静脉炎、体表血管瘤、足癣、脚垫、脚鸡眼、甲癣、手指脚趾疼痛麻木、疮痈、

皮下囊肿、湿疹、荨麻疹、痤疮、神经性皮炎、毛囊炎患者均可使用孟氏牌抑菌液。

预防儿童感冒，可在手心、脚心、肚脐、后背脊椎、太阳穴、脑门和鼻腔涂抹孟氏牌抑菌液，每日早、晚各1次，坚持两个月以上，效果非常显著。

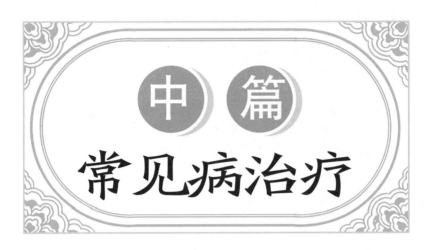

中 篇

常见病治疗

第五章
孟氏中药拔罐治疗总论

一、孟氏中药拔罐为什么哪疼拔哪

孟氏中药拔罐疗法哪疼拔哪，遵循了中医"以痛为腧"的理论，是阿是穴的具体应用。

阿是穴，因按压痛处时患者会"啊"的一声，故名"阿是"。最早记载阿是穴这个名称的是唐代孙思邈所撰的《千金要方》。阿是穴是治疗病痛的有效点，哪里疼痛或不适，就在哪里针刺、艾灸或者拔罐，且"灸刺皆验"。阿是穴因其位置简单易寻，多位于或靠近病灶处，便于记忆，易操作，用之得当多起效快，疗效好，尤其对于诸多疼痛性疾病、实证性疾病以及局部有明显压痛反应的病证，效果更佳，所以被后世临床医师广泛使用。《中国医学百科全书（针灸学）》云："阿是穴在临床上可以用来治疗任何与之有关的病证，特别对各种疼痛性疾患，往往有立竿见影的疗效。"另外对于内脏疾病，若能在体表寻到某处，在该处按压或刺激后可缓解、消除病痛，那么在其上刺灸、拔罐也多有良效，此处亦可称为阿是穴。从现代医学角度讲，疼痛处就是病情的阳性反应点，在此取穴，可起到事半功倍的作用。

无论内科的头痛、腹痛、胆绞痛、风湿痛乃至于癌性疼痛，还是外科的软组织、急慢性损伤，诸如落枕、急性扭伤以及风寒湿痹等，多因"气滞血瘀，不通则痛"，可直接在局部拔罐，拔出局部瘀血，从而使局部气血通畅，"通则不痛"，疼痛自然缓解。

拔罐疗法主要是靠罐内负压产生的吸拔力量来起效，吸拔的作用主要有祛风散寒、活血祛瘀、宣散郁滞、消肿止痛、排脓祛毒等，而要想达到这些目的，最直接的方法就是在病邪所在的局部将病邪祛除掉。

"孟氏中药拔罐哪疼拔哪，不用找穴位"有其深厚的理论基础，是对几千年拔罐疗法的发扬光大，让古老的医学国粹——拔罐疗法焕发了青春。由于孟氏中药拔罐在实践中具有简便易行的特点，深受广大群众的喜爱，所以得到了广泛的推广和普及。

二、为什么孟氏中药拔罐强调整体选穴，综合调治，应在后背排罐

后背排罐，是指在脊椎两侧背部俞穴和大椎穴上排列拔罐，是督脉、华佗夹脊和足太阳膀胱经的合并使用。

人的后背是督脉、华佗夹脊和足太阳膀胱经循行之处，与五脏六腑紧密相连，许多重要大穴均聚集于此。特别是脊椎两侧膀胱经上的背部俞穴，这些腧穴为内脏气血所输注，大体依五脏六腑位置上下排列，分别依脏腑来命名，如命名为肺俞、心俞、肝俞、胆俞、脾俞、胃俞、三焦俞、肾俞、大肠俞、小肠俞、膀胱俞，这些腧穴都是直接跟脏腑相通相连，因此吸拔背部俞穴对五脏六腑的功能有直接调节的作用，后背排罐可以预防、治疗多数内脏疾病。

现代医学认为脊柱不仅是人体的支柱，其内在的脊髓还是人体大脑与四肢末端及内脏联系的桥梁。在后背采用排罐的形式拔罐，可以疏导督脉、华佗夹脊和足太阳膀胱经气，同时兼顾调理十二正经、奇经八脉的经气，调节全身气血运行、平衡阴阳、祛毒除邪、畅通气血，调节和改善五脏六腑整体功能，因此后背排罐可以治疗许多慢性疾病和一体多病，也有助于养生保健。

现代研究表明，后背排罐产生的负压可使局部浅表层组织被动充血，血

第五章　孟氏中药拔罐治疗总论

流量增加，血液循环加速，从而改善皮肤的血液供应，增加皮肤深层细胞的活力，激活人体背部沉睡细胞，增强血管的渗透性以及白细胞的吞噬能力，同时增强局部的耐受力和抵抗力，从而提高身体的免疫力。

孟氏中药拔罐疗法多年临床实践证明，后背排罐疗法能够提高身体免疫力，预防感冒；长期坚持后背排罐能够改善五脏六腑功能，促进全身血液循环，可预防和治疗多种疾病以及疑难杂症。孟氏中药拔罐后背排罐疗法是一种理论基础深厚、疗效可靠、安全、简便易行、经济实用、便于推广应用的自然疗法。

三、为什么孟氏中药拔罐对慢性疾病的治疗要坚持、坚持、再坚持

病来如山倒，病去如抽丝。慢性疾病或一体多病取得疗效的关键是用孟氏中药拔罐坚持治疗。在拔罐过程中，循经排罐（包括后背、前胸、腹部和肢体排罐等）、连续治疗是非常重要的。孟氏中药拔罐的治疗过程是通过对体表的穴位、经络的吸拔、刺激、药物渗透来疏通气血、调理内脏、平衡阴阳，从根本上防病治病，而不是单纯地头疼医头，脚疼医脚。

养生保健、防病治病切忌急功近利。没病时人们往往不注意预防保健，得病后又急于痊愈，梦想世上有灵丹妙药，难免吃亏上当。要尊重生命和健康的规律，认识到健康是多因素、多方面的积累过程。治疗慢性疾病或一体多病，贵在持之以恒。在治疗初期，没有显效或治疗过程中病情有些反复之时更要树立信心，坚持治疗。特别是十几年、几十年的慢性疾病，用孟氏中药拔罐坚持、坚持、再坚持治疗，就一定会收到理想效果。

四、孟氏中药拔罐的独到之处在于抑菌液的使用

孟氏中药拔罐将负压拔罐、磁疗和中药外治的孟氏牌抑菌液相结合，形成了罐疗、磁疗和药疗的三重疗法累加递进的治疗作用，特别是拔罐前后孟氏牌

抑菌液的使用，使拔罐与中药外治相得益彰，形成了孟氏中药拔罐的特色。

　　传统的中药外治是将各种中药制成各类不同的剂型，如丸、散、丹、膏、栓、酊等，贴敷于体表一定部位或者穴位，经体表（皮肤）或者五官九窍作用于人体，以取得局部和全身效应的一种治疗方法。中药外治法历史悠久，《黄帝内经》多个篇章有关于中药外治的论述。中医学认为，外用药物贴近皮肤，渗透于肌肉纹理中，将药物的作用通过皮肤以至肌肉纹理而直达经络，传入脏腑，以调节脏腑气血阴阳，扶正祛邪，从而治愈疾病。

　　现代医学认为，皮肤作为一个给药切入口，局部给药后大部分药物直接进入给药部位发挥药效，同时药物也可以经血液循环在全身发挥药效，而且透皮给药不损伤肝脏，不被胃肠道消化液破坏，可降低药物的毒性和减少不良反应。但是由于皮肤的屏障作用，很多药物穿透皮肤的通透性较低。而孟氏牌抑菌液中含有的冰片、川芎、花椒可以促进中药的透皮吸收，同时孟氏中药拔罐所产生的负压吸拔和磁场作用使毛细血管扩张，血管壁通透性增强，新陈代谢旺盛，极大地促进了药物有效成分的吸收，可达到调治疾病的目的。

　　孟氏牌抑菌液是用西红花、血竭、川芎、细辛、冰片等21味中药，经现代科技工艺提取加工制成的，具有活血化瘀、疏通经络、运行气血、散寒止痛等作用。实验结果表明，孟氏牌抑菌液有消炎、消肿、止痛、改善微循环的作用，特别对金黄色葡萄球菌、大肠杆菌、白色念珠菌有抑制作用。使用孟氏中药拔罐之前，在要拔罐的皮肤表面涂抹孟氏牌抑菌液，取罐后再次涂抹，即拔罐1次，涂抹2次孟氏牌抑菌液。这让磁疗和拔罐的治疗效果更佳，在整个拔罐疗法中起到了画龙点睛的作用。并且临床实践证明，孟氏牌抑菌液既能配合孟氏中药拔罐使用，又可单独使用，对多种疾病有很好的治疗作用。

第六章
内科疾病

一、呼吸系统疾病

（一）感冒

感冒又称伤风，一年四季均可发病，但以冬、春季及气候骤变时多发。主要临床表现为鼻塞、流涕、喷嚏、语声重浊、头痛、咽痛、咳嗽、全身酸痛、乏力、恶寒、发热、食欲减退等。

本病在中医学中属于"伤风""感冒"范畴。临床上多分为3种证型。①风寒证：恶寒重，发热轻，头痛，肢节酸疼，鼻流清涕，咽痒，无汗，舌苔薄白，脉浮紧。②风热证：发热较重，微恶风寒，头痛，鼻流黄浊涕，咽痛，汗出，舌苔薄黄，脉浮数。③暑湿证：身热，恶风，汗少，鼻流浊涕，或口中黏腻，头重，胸闷，泛恶，苔腻，脉濡数。

【治疗选穴】

（1）风寒证：上印堂、太阳、迎香、风池、外关、合谷。

（2）风热证：风池、迎香、大椎、曲池、外关、合谷。

（3）暑湿证：迎香、大椎、曲池、合谷、足三里、阴陵泉、委中。

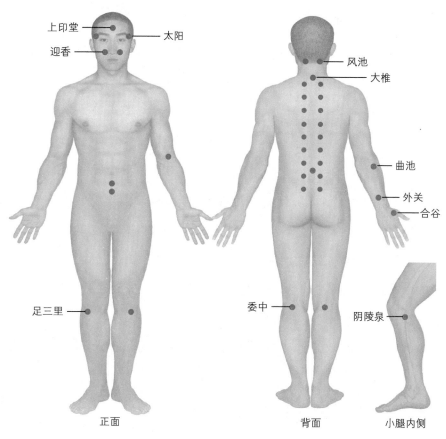

上印堂　太阳　迎香　风池　大椎　曲池　外关　合谷　足三里　委中　阴陵泉

正面　　　　　背面　　　小腿内侧

图6-1　感冒取穴

孟所长点评

（1）在颈部两侧拔罐和后背排罐是治疗本病的重点。

（2）配合鼻孔内涂抹孟氏牌抑菌液，每天涂抹2～3次。本方法在易感季节的非感冒期经常涂抹，预防感冒效果也非常好。

（3）经常感冒者，应配合服用参芝胶囊，以提高免疫功能。

（4）室内应经常通风换气，坚持室外活动和体育锻炼，以增强抗外邪能力。

（5）小儿感冒详见本书儿科部分的内容。

（二）支气管炎

支气管炎系感染或物理、化学等有害因素对气管-支气管黏膜产生刺激所致，有急、慢性之分。

急性支气管炎一般先有鼻塞、流涕、咽痛、畏寒、发热、肌肉疼痛等上呼吸道感染症状，继而出现咳嗽、咳痰。慢性支气管炎可由急性支气管炎未经彻底治愈或反复发作所致，也可源于长期吸烟或吸入刺激性气体及尘埃等。临床表现为咳嗽、咳痰，部分患者可有哮喘症状，称为哮喘性支气管炎，合并感染可有发热、畏寒、气促等表现。慢性支气管炎发作期症状明显，缓解期症状消失或减轻，其发病率随年龄增长而升高，且症状逐年加重，可进一步发展为阻塞性肺气肿和肺源性心脏病。

本病在中医学中属于"咳嗽"范畴。急性支气管炎为外邪侵肺，肺失宣肃，气道不利，肺气上逆所致。慢性支气管炎则多因肺脏虚弱或他脏有病致使肺之宣降功能失常而发病。

【治疗选穴】

（1）发作期：天突、中府、膻中、大椎、风门、肺俞、尺泽、鱼际。

（2）缓解期：天突、中府、膻中、屋翳、紫宫、肺俞、脾俞、肾俞、足三里、丰隆、阴陵泉、太溪。

（3）后背排罐。

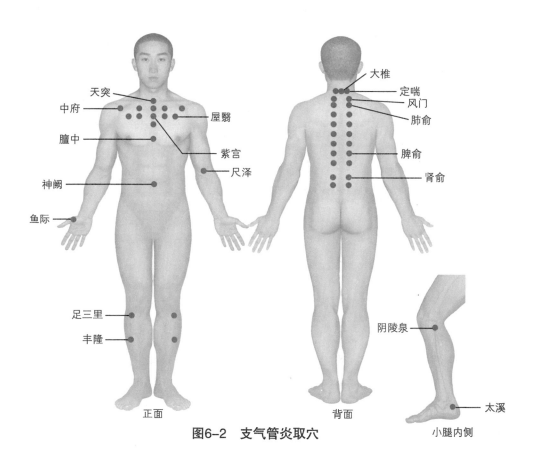

图6-2　支气管炎取穴

正面　　　背面　　　小腿内侧

图中标注：天突、中府、膻中、神阙、鱼际、足三里、丰隆、屋翳、紫宫、尺泽、大椎、定喘、风门、肺俞、脾俞、肾俞、阴陵泉、太溪

孟所长点评

（1）在前胸拔罐和后背排罐是治疗本病的重点。

（2）配合服用参芝胶囊以提高免疫力、预防感冒是关键。

（3）在三伏天进行孟氏中药拔罐治疗是重中之重，连续3年三伏天治疗效果更佳，坚持治疗病情可以好转。

（4）急、慢性支气管炎与气候、饮食、情志有关，切勿生气，应戒烟，忌食辛辣厚味。

（5）急性支气管炎应及时治疗，以防转为慢性支气管炎。慢性支气管炎较为顽固。

（三）哮喘

哮喘是一种常见的反复发作的支气管过敏性疾病。一年四季均可发病，但秋、冬季发病较多。临床表现为反复发作性伴有哮鸣音的呼气性呼吸困难、胸闷、咳嗽，可自行缓解或治疗后缓解。

本病在中医学中属于"哮病"范畴，俗称"吼病"。哮指喉中有痰鸣音，喘指呼吸困难而急促，二者相兼，名为哮喘。哮喘根据临床表现分为发作期和缓解期两个阶段。发作期的病因病机是感受外邪，引动伏痰，痰阻气道，使肺气宣降功能失常而发作；典型表现是喉中痰鸣，咳嗽，痰多咳吐不利，呼吸困难，重者张口抬肩，心悸心慌，大汗淋漓，口唇发绀，烦躁不安，每次发作持续数分钟、数小时或数日不等。缓解期的病因病机是肺、脾、肾三脏亏虚，痰浊留而不去，出现本虚标实之证；主要临床表现是咳嗽气短，咳痰清稀，易出汗，食欲不振，大便稀溏，舌淡苔白，脉细弱。

【治疗选穴】

（1）发作期：天突、膻中、大椎、定喘、鱼际。

（2）缓解期：中府、膻中、中脘、神阙、风门、肺俞、脾俞、肾俞、膏肓、足三里、丰隆、三阴交。

（3）后背排罐。

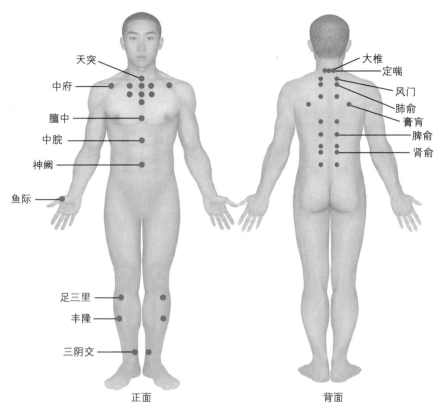

天突
中府
膻中
中脘
神阙
鱼际

大椎
定喘
风门
肺俞
膏肓
脾俞
肾俞

足三里
丰隆
三阴交

正面　　　　　　　　背面

图6-3　哮喘取穴

孟所长点评

（1）在前胸拔罐和后背排罐是治疗本病的重点。

（2）配合服用参芝胶囊以提高自身免疫功能是关键。

（3）在哮喘发作期也可配合药物治疗，治疗过程中避免接触过敏原。

（4）用过激素类药物的患者应坚持长期用孟氏中药拔罐治疗，这样效果才会好，最终能把激素停掉。

（5）每年在三伏天坚持拔罐是孟氏中药拔罐治疗的重中之重，连续3年在三伏天治疗效果更佳，本病患者坚持治疗病情就能好转。

（6）哮喘患者要注意保暖，防止感冒，忌食发物，一定要戒烟。

第六章　内科疾病

（四）肺气肿

肺气肿是指由于慢性支气管炎或其他原因逐渐引起的终末细支气管远端过度膨胀充气、肺容积增大的病理状态。凡引起慢性支气管炎的各种因素均可导致肺气肿，其发病机制尚未完全明确，一般认为是由多种致病因素协同作用导致。临床表现多在慢性支气管炎咳嗽、咳痰的基础上，出现逐渐加重的呼吸困难，最初仅在重体力活动时有气急，后逐渐在静息时也感到呼吸困难。

本病在中医学中属于"肺胀"范畴。病因病机是长期慢性咳喘，气逆反复发作，引起脏腑功能失调，气血津液输布障碍，每因外邪诱发而加重。

【治疗选穴】

（1）基本选穴：天突、中府、膻中、神阙、大椎、肺俞、脾俞、肾俞、足三里，感邪时加风门、外关、合谷。

（2）后背排罐。

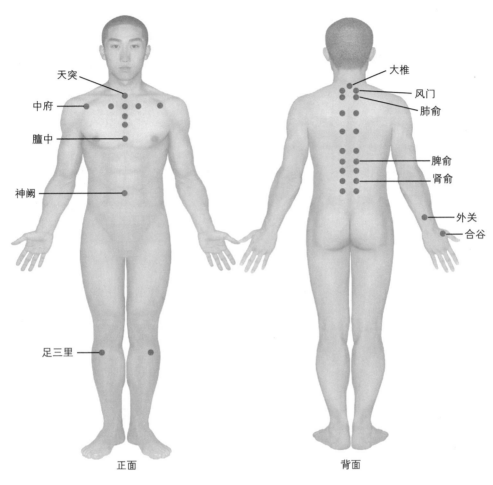

天突

中府

膻中

神阙

足三里

大椎

风门

肺俞

脾俞

肾俞

外关

合谷

正面

背面

图6-4 肺气肿取穴

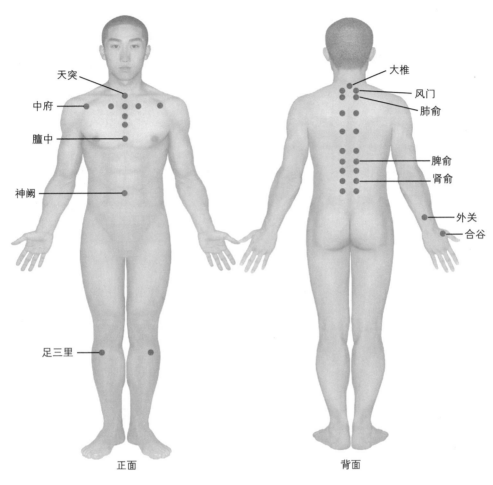

孟所长点评

（1）在前胸拔罐和后背排罐是治疗本病的重点。

（2）配合服用参芝胶囊以提高免疫力是关键。

（3）本病多由慢性支气管炎、慢性咳喘发展而来，病程缠绵，经久难愈，应坚持用孟氏中药拔罐治疗。

（4）本病患者若坚持治疗，能使病情稳定，可控制病情发展。

二、消化系统疾病

（一）急性胃肠炎

急性胃肠炎是指多种原因引起的胃肠道黏膜的急性弥漫性炎症。多发于夏、秋季节。多由进食不洁食物，或摄入过量的刺激性或难消化的食物所致。其主要临床表现为恶心、呕吐、腹部阵发性疼痛、泻水样便，每日5~6次，多者可达10次以上，严重者可出现发热、脱水、电解质紊乱甚至休克等现象，大便显微镜检查可见少量红、白细胞，无脓细胞。

本病在中医学中属于"呕吐""泄泻"之"暴泻"范畴。病因病机为外感风寒湿热之邪，或内伤饮食积滞，导致脾胃功能失常而发病。临床上根据病因不同分为3种证型。①寒湿证：突然呕吐腹泻，大便稀薄如水样，腹痛肠鸣，苔白腻，脉濡缓。②湿热证：呕吐较剧，腹痛泄泻，粪色黄褐，气味臭秽，肛门灼热，苔黄腻，脉濡数。③伤食证：呕吐酸腐，脘腹胀痛，大便溏泄，臭如败卵，苔厚腻，脉滑。

【治疗选穴】

（1）寒湿证：中脘、天枢、气海、大肠俞、内关、足三里。

（2）湿热证：中脘、天枢、大肠俞、内关、阴陵泉、三阴交。

（3）伤食证：中脘、脾俞、胃俞、内关、梁丘、足三里。

（4）后背排罐。

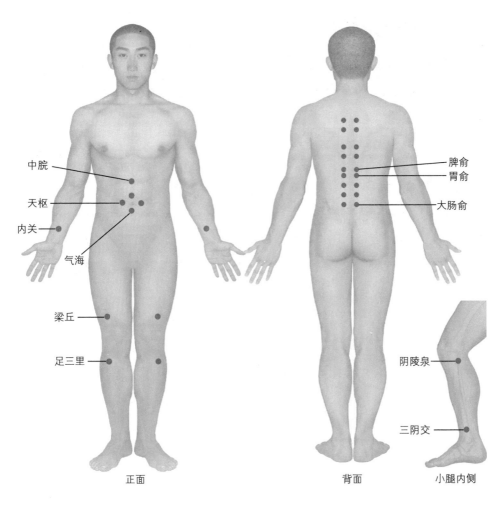

中脘

天枢

内关

气海

梁丘

足三里

脾俞

胃俞

大肠俞

阴陵泉

三阴交

正面

背面

小腿内侧

图6-5 急性胃肠炎取穴

孟所长点评

（1）在整个腹部拔罐和后背下方排罐是治疗本病的重点。

（2）急性胃肠炎发作期应进流食；吐泻严重伴有明显脱水者，应及时去医院诊治。

（3）本病易治愈。

（二）慢性胃炎

慢性胃炎是指胃黏膜的非特异性炎症。根据病变部位不同，慢性胃炎可分为慢性胃窦炎和慢性胃体炎。慢性胃炎病程较长，临床表现多种多样，可出现无规律性上腹隐痛或上腹部不适及胀闷感，有嗳气、泛酸、恶心呕吐等症状。本病确诊依靠胃镜检查和胃黏膜活检。

本病在中医学中属于"胃脘痛"范畴。病因病机多为饮食失节，损伤脾胃，或因情志刺激，肝胃失和。临床上常见2种证型。①脾胃虚弱证：胃脘隐痛，食后脘胀，恶心纳少，舌淡苔白，脉细弱。②肝胃不和证：胃脘胀满，痛连两胁，嗳气，泛酸，每因烦恼或郁怒而发作疼痛，苔多薄白，脉弦。

【治疗选穴】

（1）脾胃虚弱证：中脘、气海、脾俞、胃俞、内关、梁丘、足三里。

（2）肝胃不和证：中脘、期门、肝俞、胃俞、内关、阳陵泉。

（3）后背排罐。

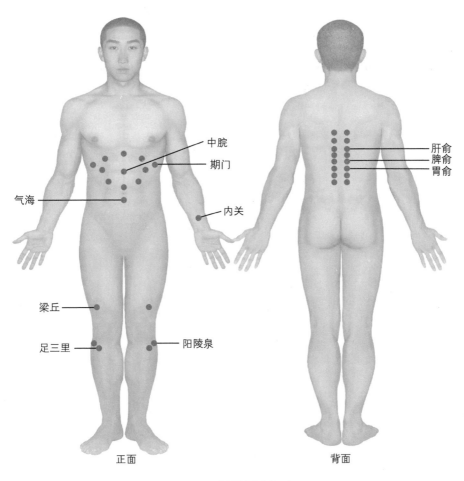

中脘

期门

气海

内关

梁丘

足三里

阳陵泉

肝俞

脾俞

胃俞

正面

背面

图6-6 慢性胃炎取穴

孟所长点评

（1）在上腹部（即乳房以下，肚脐以上）拔罐和后背排罐是治疗本病的重点。

（2）配合服用参芝胶囊以调理肠道功能，治疗效果更好。

（3）治疗期间勿生气，勿紧张，饮食有规律、有节制，勿吃饭太快，宜吃八成饱，饮食宜清淡、易消化，忌食辛辣刺激食物。

（4）慢性胃炎包括慢性浅表性胃炎、慢性萎缩性胃炎等，坚持孟氏中药拔罐治疗，病情均能好转。

（三）胃、十二指肠溃疡

胃、十二指肠溃疡是指发生在胃、十二指肠球部的慢性溃疡。本病好发于青壮年，春、秋、冬季较为常见。本病的病因及发病机制尚未完全明确。本病在发作时以节律性上腹痛为主要症状。胃溃疡的腹痛多发生于饭后0.5~1小时，在下次餐前自行缓解；十二指肠溃疡的腹痛多发生于午夜或空腹时，少量进餐即可缓解。

本病在中医学中属于"胃脘痛"范畴。病因病机主要为七情刺激引起肝胃失和，以及长期饮食不调、劳倦内伤，导致脾胃虚弱而成。临床上常见2种证型。①脾胃虚寒证：胃脘疼痛，绵绵不断，喜暖喜按，空腹时疼痛加剧，得热食痛缓，舌淡苔白，脉虚缓。②瘀血停滞证：胃脘疼痛如针刺或刀割，痛处固定拒按，或伴吐血、黑便，舌质紫暗或有瘀斑，脉涩。

【治疗选穴】

（1）脾胃虚寒证：中脘、气海、肝俞、脾俞、胃俞、内关、梁丘、足三里。

（2）瘀血停滞证：中脘、血海、足三里。

（3）后背排罐。

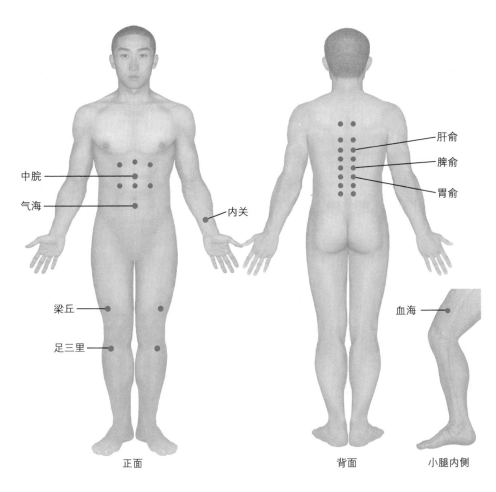

中脘
气海
内关
梁丘
足三里
正面

肝俞
脾俞
胃俞
背面

血海
小腿内侧

图6-7　胃、十二指肠溃疡取穴

孟所长点评

（1）在整个腹部拔罐和后背排罐是治疗本病的重点。

（2）配合服用参芝胶囊以调节肠道功能，治疗效果显著。

（3）勿生气，勿太紧张，勿吃饭太快，饮食有规律、有节制，以清淡易消化食物为主，忌烟、酒。

（4）本病患者坚持治疗病情就能好转。

（四）消化不良

消化不良是由不同原因引起的以腹泻为主症的消化系统疾患。本病夏、秋季多见。本病的发生与食物因素、肠道外感、气候环境影响有关。

本病在中医学中属于"泄泻"范畴。病因病机为外感风寒湿热之邪，或饮食所伤，或七情不和，或脏腑虚弱等，致使脾胃功能失常而发为本病。临床上常见6种证型。①寒湿泻：泄泻清稀，腹痛肠鸣，脘闷食少，苔白腻，脉濡缓。②湿热泻：泄泻腹痛，泻而不爽，粪便黄褐，肛门灼热，烦热口渴，小便短黄，苔黄腻，脉濡数。③脾虚泻：大便溏薄，水谷不化，纳少腹胀，面色萎黄，神疲乏力，舌淡苔白，脉细弱。④肾虚泻：五更泄泻，腹痛肠鸣，泻后痛减，形寒肢冷，腰膝冷痛，舌苔淡白，脉沉细。⑤伤食泻：腹痛肠鸣，泻下物臭如败卵，泻后痛减，脘腹胀痛，苔厚腻，脉滑。⑥肝气乘脾：因情绪波动而引发腹痛泄泻，便后腹痛略减，舌淡红，脉弦。

【治疗选穴】

（1）寒湿泻：中脘、天枢、大肠俞、足三里。

（2）湿热泻：中脘、天枢、大肠俞、阴陵泉、三阴交。

（3）脾虚泻：中脘、脾俞、胃俞、足三里。

（4）肾虚泻：气海、肾俞、足三里。

（5）伤食泻：中脘、脾俞、胃俞、足三里。

（6）肝气乘脾：期门、肝俞、脾俞、阳陵泉。

（7）后背排罐。

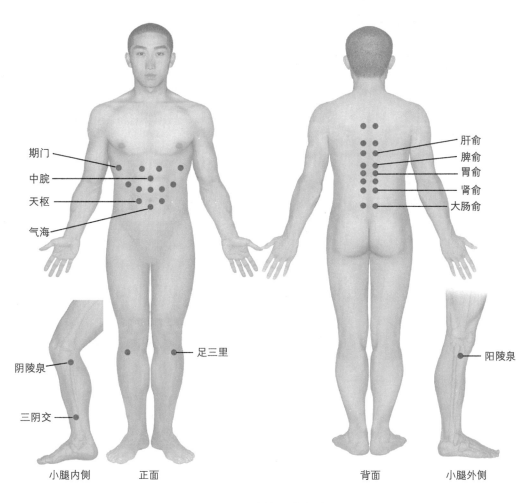

期门
中脘
天枢
气海

足三里

阴陵泉

三阴交

小腿内侧　　　　正面

肝俞
脾俞
胃俞
肾俞
大肠俞

阳陵泉

背面　　　　小腿外侧

图6-8　消化不良取穴

孟所长点评

（1）在整个腹部拔罐和后背排罐是治疗本病的重点。

（2）配合服用参芝胶囊以调节肠道功能，治疗效果更佳。

（3）本病患者坚持治疗病情就能好转。

（五）胃下垂

胃下垂是指在站立位时胃下缘降至髂嵴连线以下5 cm，或胃小弯弧线最低点降到髂嵴连线以下的位置，同时伴有胃排空功能障碍的疾病。主要临床表现为食欲减退，不同程度的上腹部饱胀感、食后加剧，平卧时减轻，左下腹有下坠感。

本病在中医学中属于"胃缓""中气下陷"范畴。病因病机为先天不足，或后天失养，或大病、久病之后脾胃虚弱，中气升举无力，导致胃下垂的发生。临床上常见2种证型。①中气下陷证：胃脘胀闷不适，腹部有下坠感，进食后或行走时加重，平卧则减轻，食欲不振，体倦乏力，舌苔薄腻，脉弱。②脾胃虚寒证：上腹部沉胀不适，脘腹痞满，食后加重，平卧减轻，胃脘冷痛，喜温喜按，畏寒肢冷，大便溏泄，舌淡苔白，脉沉迟。

【治疗选穴】

（1）中气下陷证：百会、中脘、神阙、脾俞、胃俞、足三里。

（2）脾胃虚寒证：百会、中脘、神阙、肝俞、脾俞、胃俞、足三里、三阴交。

（3）腹部及后背排罐。

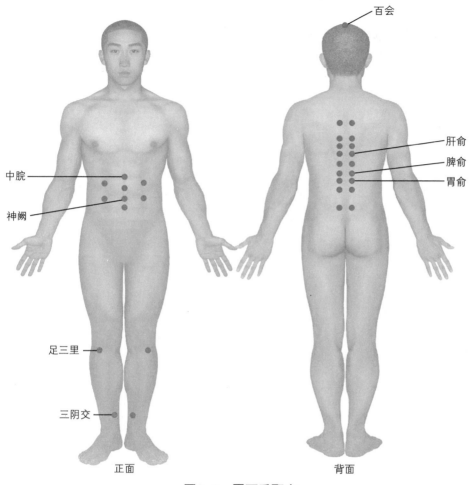

百会

肝俞

脾俞

胃俞

中脘

神阙

足三里

三阴交

正面

背面

图6-9　胃下垂取穴

孟所长点评

（1）在上腹部（即乳房以下、肚脐以上）拔罐和后背排罐是治疗本病的重点。

（2）配合按摩头顶百会穴，每日2次，每次50～100下，效果显著。

（3）注意饮食要有规律，饭后适当休息，不要松腰带。

（4）本病较顽固，只要坚持用孟氏中药拔罐疗法治疗，病情可以好转。

（六）胆囊炎、胆石症

胆囊炎有急、慢性之分。急性胆囊炎临床表现为右上腹持续性剧烈疼痛，阵发性加剧，可向肩背部放射，伴有发热、黄疸、恶心、呕吐，右上腹腹肌紧张、压痛明显。慢性胆囊炎多由急性胆囊炎转变而来，主要临床表现为腹胀、嗳气和厌食油腻等消化不良症状，右上腹部有轻度压痛。胆石症是指发生在胆囊内的结石，临床症状以上腹部绞痛为主，伴有寒战、高热、黄疸、恶心呕吐、厌油腻等，严重时可出现中毒性休克。

胆囊炎、胆石症在中医学中属于"胁痛"范畴。病因病机为情志不畅，以致肝胆郁结，或饮食不节，湿热内生，熏蒸肝胆而导致本病。临床上常分为3种证型。①气郁证：右上腹隐痛，时作时止，口苦咽干，不思进食，可伴有轻度黄疸，舌苔薄白，脉弦。②湿热证：起病急，右上腹持续绞痛，阵发性加剧，腹痛拒按，伴寒战、高热、黄疸、便秘尿赤，舌红苔黄，脉弦滑而数。③脓毒证：持续性上腹剧痛，右上腹或全腹肌紧张拒按，高热寒战，黄疸，出血，神情淡漠，甚则昏迷，舌红绛，脉弦数。

【治疗选穴】

（1）气郁证：期门、日月、太乙、章门、天宗、胆俞、阳陵泉、胆囊穴。

（2）湿热证：期门、章门、肝俞、胆俞、足三里、阴陵泉、三阴交。

（3）脓毒证：天宗、肝俞、胆俞。

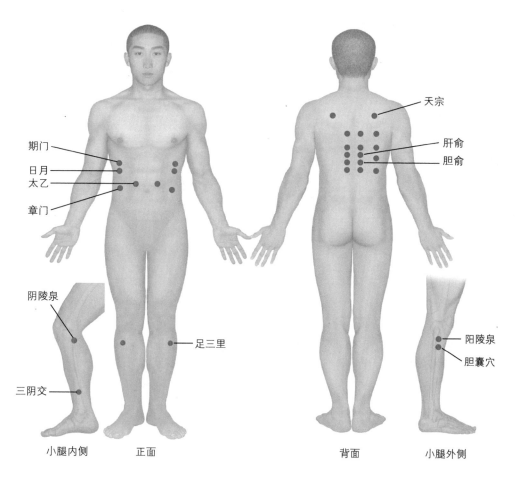

期门
日月
太乙
章门

天宗
肝俞
胆俞

阴陵泉
足三里
三阴交
阳陵泉
胆囊穴

小腿内侧　　　正面　　　　　　　　背面　　　小腿外侧

图6-10　胆囊炎、胆石症取穴

孟所长点评

（1）在上腹部右侧胀痛部位及对应的背部排罐是治疗本病的重点。

（2）忌油腻食物，宜清淡饮食，勿过度劳累，勿生气、着急。

（3）急、慢性胆囊炎均可通过孟氏中药拔罐疗法，使病情得到改善。

（4）胆石症呈绞痛者应及时去医院就诊。

（5）结石小的患者通过孟氏中药拔罐病情可以好转，但结石大的
患者（1 cm以上者）应先碎石，再采用孟氏中药拔罐疗法治疗。

（七）腹痛

腹痛是指胃脘以下、耻骨边际以上的部位发生疼痛。腹痛是临床极为常见的症状之一，多种脏腑疾病，例如肠炎，肠痉挛，肠易激综合征，阑尾炎，胃、肝、胆疾病，结肠炎及妇科疾病等均可引发腹痛。

腹痛病因复杂，临床上需根据不同病因对症治疗，或根据不同疼痛部位选穴治疗。

【治疗选穴】

（1）上腹部疼痛：上脘、中脘、足三里。

（2）中腹部疼痛：中脘、下脘、天枢、足三里。

（3）下腹部疼痛：神阙、关元、中极、足三里、三阴交。

（4）后背相应部位排罐。

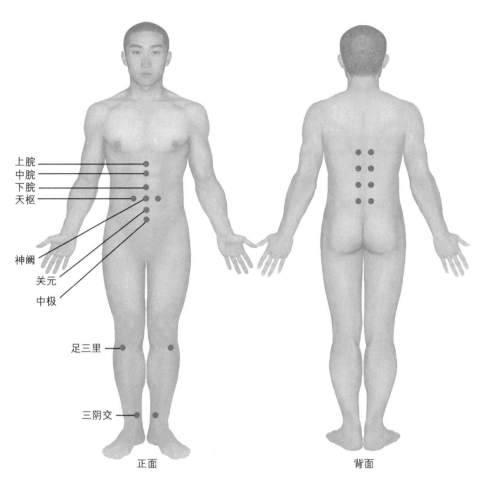

上脘
中脘
下脘
天枢

神阙

关元

中极

足三里

三阴交

正面　　　　　　　　　　　　背面

图6-11　腹痛取穴

孟所长点评

（1）急性腹痛时，直接在疼痛部位拔罐，拔罐后疼痛不能缓解或反复发作，应及时去医院就诊。

（2）慢性腹痛者应配合服用参芝胶囊以调节肠道功能。

（3）本病患者若坚持治疗，可以治愈。

（4）小儿腹痛采用孟氏中药拔罐疗法治疗，治疗效果很好。

第六章　内科疾病

67

（八）溃疡性结肠炎

溃疡性结肠炎是以结肠和直肠黏膜持续炎症为特征的一种慢性炎症性疾病，发病者以青壮年为主。该病病因尚未完全明确，主要临床表现为腹泻稀便，混有黏液及脓血，每日腹泻数次到数十次不等，常伴有里急后重感，左下腹或下腹部阵发性疼痛伴有轻度压痛，有时疼痛涉及全腹，并伴有腹肌紧张，同时伴有发热、消瘦、贫血、低蛋白血症、营养障碍等全身症状。本病一般分为活动期与缓解期，活动期又分为轻、中、重度三级，轻度指每日腹泻4次以下，无明显便血；重度指每日腹泻6次以上，有明显黏液脓血便，体温多升高；中度介于轻、重度之间。

本病在中医学中属于"泄泻""肠风"范畴。病因病机为湿热之邪内侵中焦，或饮食不节，或情志失调，木横克土，导致脾胃虚损而发病。

【治疗选穴】

（1）主穴：神阙、关元、归来、足三里、上巨虚。

（2）肚脐四周及腰椎两侧排罐。

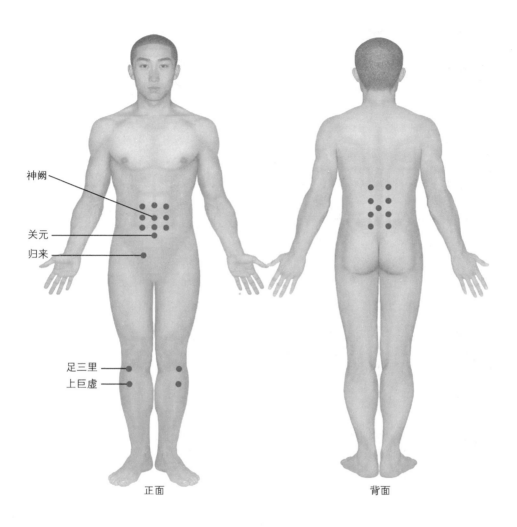

神阙

关元

归来

足三里

上巨虚

正面　　　　　　　　　　　背面

图6-12　溃疡性结肠炎取穴

孟所长点评

（1）在肚脐四周拔罐和腰椎两侧排罐是治疗本病的重点。

（2）配合服用参芝胶囊以调节肠道功能是关键。

（3）本病较顽固，患者若坚持治疗，病情可以好转。

（九）肠易激综合征

肠易激综合征是常见的肠道（大肠和小肠）功能性疾病。多发于20～50岁青壮年，女性略多于男性。肠运动功能障碍表现为轻重不一的腹痛，常见左下腹阵发性绞痛，多于早餐后发作，进食冷饮后加重，在排便、排气后缓解，伴有排便次数增加、腹胀和排便不畅。肠分泌功能障碍时虽腹痛多不明显，但有经常或反复发作的腹痛，大便呈黏液状，粪量很少。肠运动和分泌功能均发生障碍时，则表现为便秘和腹泻不规律交替出现。

本病在中医学中属于"泄泻"范畴。病因病机或为七情失调，肝气乘脾，或饮食劳倦，损伤脾肾。临床上常见2种证型。①肝脾不和证：腹痛而泻，胁肋胀满，脉弦。②脾肾阳虚证：黎明腹痛而泻，腹冷肢凉，舌淡，脉弦细。

【治疗选穴】

（1）基本穴：中脘、天枢、脾俞、胃俞、大肠俞。肝脾不和证加期门、肝俞、阳陵泉；脾肾阳虚证加命门、关元、神阙、肾俞。

（2）肚脐四周及腰椎两侧排罐。

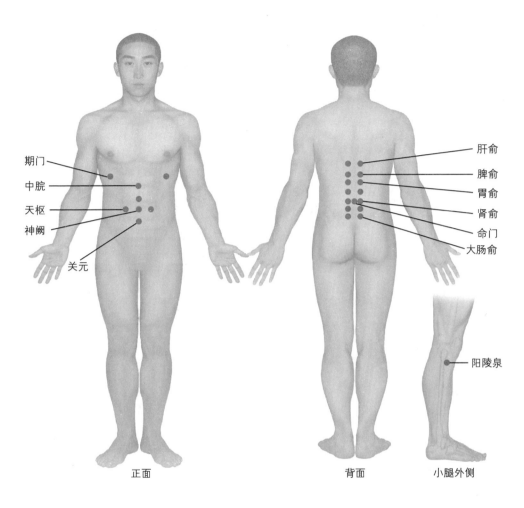

期门
中脘
天枢
神阙
关元

肝俞
脾俞
胃俞
肾俞
命门
大肠俞

阳陵泉

正面　　　　　　　　背面　　　　小腿外侧

图6-13　肠易激综合征取穴

孟所长点评

（1）在肚脐四周拔罐和腰椎两侧排罐是治疗本病的重点。

（2）配合服用参芝胶囊以调节肠道功能是关键。

（3）本病较顽固，患者若坚持治疗，病情可以好转。

（十）便秘

便秘指排便次数减少、粪便干燥，排便困难。本病多见于老年人，其形成原因颇多。本病可分为结肠性便秘和直肠性便秘。前者是指食物残渣在结肠中运行过于迟缓引起的便秘；后者是指食物残渣在结肠的运行正常并及时到达直肠，但在直肠中滞留过久，故排便困难。

本病在中医学中属于"便秘"范畴。病因病机多为素体阳盛或过食辛辣，以致胃肠积热、腑气不通而形成实证便秘；也可因饮食劳倦，久病失养，导致肠道传化无力而形成虚证便秘。临床上可分为虚、实2种证型。①实证：大便秘结，艰涩难下，腹胀而痛，头痛恶心，口苦而臭，小便赤黄，苔黄，脉实。②虚证：大便秘结，头晕目眩，神疲乏力，食欲不振，排便时努挣乏力，舌淡苔薄，脉细。

【治疗选穴】

（1）主穴：神阙、天枢、气海、足三里、丰隆。

（2）实证：中脘、阳陵泉。

（3）虚证：关元、上巨虚。

（4）后背下方排罐。

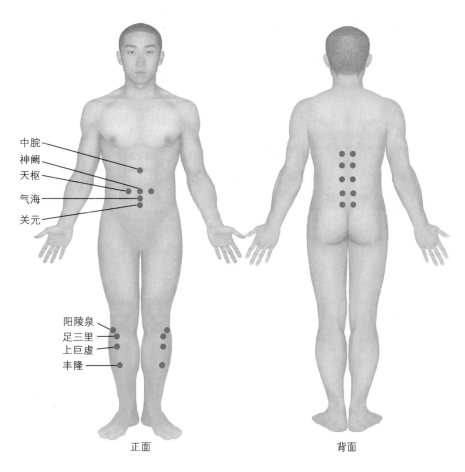

中脘
神阙
天枢
气海
关元

阳陵泉
足三里
上巨虚
丰隆

正面   背面

图6-14 便秘取穴

孟 所 长 点 评

（1）在肚脐四周拔罐和后背下方排罐是治疗本病的重点。

（2）配合服用通本胶囊或参芝胶囊以调节肠道功能是关键。

（3）患者应改变偏食习惯，多食蔬菜、水果；适当运动、养成定时排便的习惯。

（4）不可滥用泻下药，以免造成肠道功能紊乱，形成药物依赖。

（5）本病患者若坚持治疗，病情可以好转。

（十一）慢性肝炎

慢性肝炎是指由病毒感染等原因引起，病程持续6个月以上的肝脏慢性炎性病变。临床上按照病变程度将慢性肝炎分为轻、中、重度。

本病在中医学中属于"胁痛""黄疸"范畴。病因病机为湿热内侵，饮食不节等，致湿热内生，熏蒸肝胆，或寒湿内阻，脾胃受困而发病。临床上常见2种证型。①肝胆湿热证：胁肋胀痛，皮肤鲜亮如橘皮，发热口渴，胸闷呕恶，尿黄便干，舌红苔黄腻，脉滑数。②寒湿困脾证：脘腹痞满，皮肤晦暗，四肢倦怠，食少便溏，舌淡苔白腻，脉沉迟无力。

【治疗选穴】

（1）肝胆湿热证：中脘、期门、大椎、身柱、肝俞、胆俞、膈俞、足三里、阳陵泉。

（2）寒湿困脾证：膻中、期门、中脘、身柱、脾俞、胃俞、足三里、阳陵泉。

（3）右上腹及后背排罐。

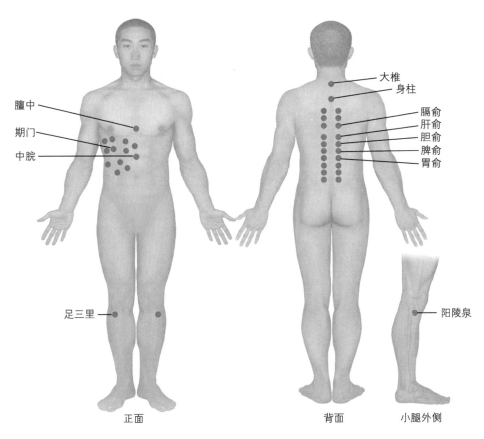

膻中
期门
中脘
足三里

大椎
身柱
膈俞
肝俞
胆俞
脾俞
胃俞
阳陵泉

正面　　　　　　　　背面　　　　小腿外侧

图6-15　慢性肝炎取穴

孟所长点评

（1）在右上腹部拔罐和后背排罐是治疗本病的重点。

（2）配合服用参芝胶囊以提高免疫力是关键。

（3）慢性肝炎有传染性，为该类患者治疗后应及时用75%酒精消毒罐具。

（4）本病较顽固，可采用中西医结合疗法进行治疗，并坚持配合拔罐治疗。

（5）患者应保持心情舒畅，调畅情志，注意休息，避免劳累，忌辛辣、生冷、油腻食物，忌烟、酒。

（6）本病患者若坚持治疗能稳定病情，控制病情发展。

第六章　内科疾病

（十二）厌食症

厌食症又称神经性厌食症，是较常见的功能性胃肠病。精神因素在本病的发生发展中起重要作用，饮食不当也可导致本病的发生和发展。主要临床表现为厌食，患者多为青春期女性。多数患者感觉尚好，少数患者主要表现为呕吐，体重减轻，甚至出现恶病质，同时伴有闭经等内分泌失调的表现。

本病多因情志失调，或饮食失常导致脾胃功能障碍，脾不运化而发病。临床上常见2种证型。①肝脾失调证：不思进食，胁肋胀满，恶心呕吐，每因情志刺激使病情加重，舌淡苔薄，脉弦细。②脾胃虚弱证：脘闷纳呆，形体消瘦，面色㿠白，神疲肢冷，食入即吐，腹胀便溏，闭经，舌淡苔白，脉沉弱。

【治疗选穴】

（1）基本穴位：中脘、脾俞、胃俞、足三里。肝脾失调证加期门、肝俞；脾胃虚弱证加章门、关元、气海。

（2）腹部及后背排罐。

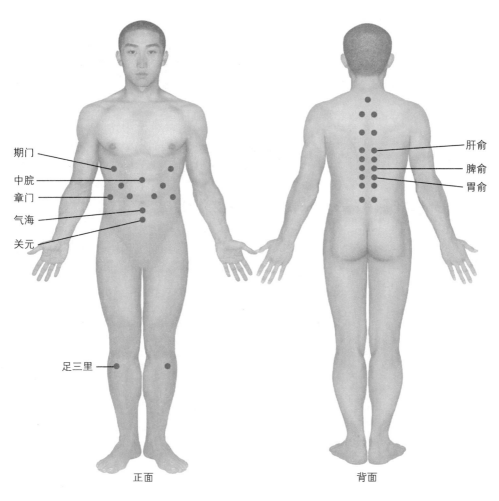

期门

中脘

章门

气海

关元

足三里

肝俞

脾俞

胃俞

正面

背面

图6-16　厌食症取穴

孟所长点评

（1）在整个腹部和后背排罐是治疗本病的重点。

（2）配合服用参芝胶囊以调节肠道功能是关键。

（3）患者应调节情志，多参加户外运动，避免不良刺激。

（4）本病患者若坚持治疗，病情可以好转。

（十三）呃逆

呃逆是指膈神经受刺激而引起的膈肌不自主痉挛，可见于多种疾病。根据病变部位的不同可分为中枢性呃逆、末梢性呃逆及反射性呃逆3种。呃逆的典型表现为间歇性喉间呃呃连声，声短而频，不能自制。轻症呃逆多单独存在且历时短暂，若继发于其他急、慢性疾病过程中，则呃逆较重且历时较久，多伴有原发病的症状。

本病在中医学中属于"呃逆"范畴。病因病机为寒邪、胃火、食滞、气郁导致胃失和降，胃气上逆动膈，或因胃阴亏虚，下元虚寒致胃气衰败，清气不升，浊气下降，气逆动膈而发生呃逆。临床常有虚实2种证型。①实证：呃声响亮有力，连续发作，形体壮实，胸脘满闷，烦渴，尿黄便结，苔黄腻，脉滑实。②虚证：呃声低微断续，形体消瘦，面色少华，手足不温，舌淡，脉沉细。

【治疗选穴】

（1）主穴：中脘、膈俞、脾俞、胃俞、内关、足三里。实证加膻中、下脘、阳陵泉；虚证加关元、肾俞。

（2）腹部中线（任脉）及后背排罐。

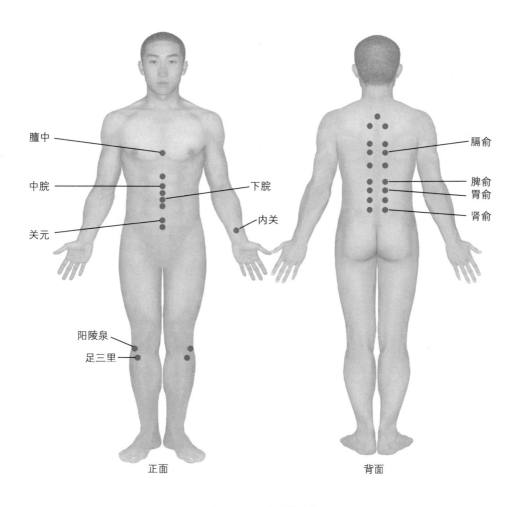

膻中

中脘

下脘

关元

内关

阳陵泉

足三里

正面

膈俞

脾俞

胃俞

肾俞

背面

图6-17 呃逆取穴

孟所长点评

（1）顺着腹部中线（任脉）排罐和后背排罐是治疗本病的重点。

（2）呃逆的病因较多，一般通过孟氏中药拔罐治疗多能治愈。

（3）如果是由原发病引起的呃逆，应积极治疗原发病。

三、心血管系统疾病

（一）高血压病

高血压病又称原发性高血压，是以体循环动脉血压升高，尤其是舒张压持续升高为主症的全身性、慢性血管疾病。本病的病因和发病机制尚未完全明确。临床上根据高血压的发展速度可将高血压分为缓进型和急进型2类。缓进型高血压病病程进展缓慢，起病隐匿，常见症状有头痛、头晕、耳鸣、健忘、失眠、心慌、急躁易怒等；急进型高血压多见于青壮年，患者血压显著升高，舒张压多在17.3 kPa（130 mmHg）以上。

本病在中医学中属于"头痛""眩晕"范畴。病因病机为情志失调，或内伤虚损，病久又可阴损及阳，或饮食失调，痰浊内生而致病。临床上常见4种证型。①肝阳上亢证：头痛，眩晕，面红目赤，烦躁易怒，口干口苦，便秘尿赤，舌苔黄燥，脉弦有力。②阴虚阳亢证：头晕耳鸣，腰腿酸软，五心烦热，心悸失眠，遗精，口干，舌红少苔，脉弦细数。③痰浊中阻证：头痛而重，胸脘痞闷，饮食不振，呕吐痰涎，肢体倦怠，苔白腻，脉弦滑。④阴阳两虚证：头晕目眩，面色㿠白，畏寒肢冷，下肢酸软，夜尿频多，虚烦，口干，颧红，舌淡红，脉沉细。

【治疗选穴】

（1）主穴：风池、大椎、血压点、身柱、曲池、合谷、足三里、阳陵泉、三阴交、太冲、涌泉。

（2）后背排罐。

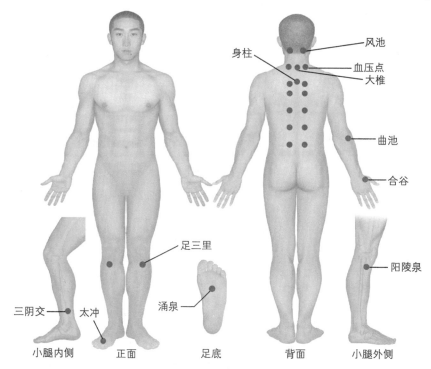

身柱　风池　血压点　大椎　曲池　合谷　足三里　阳陵泉　三阴交　太冲　涌泉　小腿内侧　正面　足底　背面　小腿外侧

图6-18　高血压病取穴

孟所长点评

（1）在颈部两侧拔罐和后背排罐是治疗本病的重点。

（2）应配合服用脂欣康胶囊来改善心脏、大脑供血不足和动脉硬化，从而使血压稳定。

（3）使用孟氏中药拔罐疗法和脂欣康胶囊初期，不要盲目停用降压药，应根据情况逐渐减少用量（每次减1/3为宜）。

（4）血压过高、忽高忽低、血压过低、脉压差过小或过大、遗传性高血压者，都应长期服用脂欣康胶囊来调理血压。

（5）调节情志，保持心情乐观、平静，切忌大怒，起居规律，饮食有节，不偏食，适当运动。

（6）坚持以上孟氏整体疗法治疗，能使部分高血压患者停用降压药，但要坚持用脂欣康胶囊和孟氏中药拔罐疗法配合治疗。此疗法安全性高，无毒副作用。

（二）低血压

低血压是指动脉收缩压低于12 kPa（90 mmHg），舒张压低于8 kPa（60 mmHg）。临床一般分为原发性低血压、直立性低血压和症状性低血压3类。原发性低血压者可无症状，也可有头晕眼花、健忘乏力、耳鸣，甚至晕厥等症状；直立性低血压者由卧、坐、蹲位突然起立或长时间站立后出现上述症状，恢复原来体位或平卧后症状可改善；症状性低血压多伴有原发病的临床表现。

本病在中医学中属于"眩晕""虚劳""晕厥"等范畴。病因病机为先天不足，后天失养，大病久病，致使精气耗伤而发病。临床上常见3种证型。①心气不足证：头晕目眩，畏寒肢冷，气短自汗，舌淡苔白，脉细弱。②脾阳虚证：头晕目眩，面色㿠白，纳少腹胀，便溏，舌胖有齿痕，脉沉缓。③肾阴阳两虚证：头晕目眩，腰酸，肢冷，舌淡，脉沉迟；或五心烦热，遗精盗汗，舌红少苔，脉沉细。

【治疗选穴】

（1）主穴：关元、风池、血压点、足三里、涌泉。心气不足证加心俞、膈俞、胆俞；脾阳虚证加中脘、大椎、身柱、脾俞；肾阴阳两虚证加肾俞、三阴交。

（2）后背排罐。

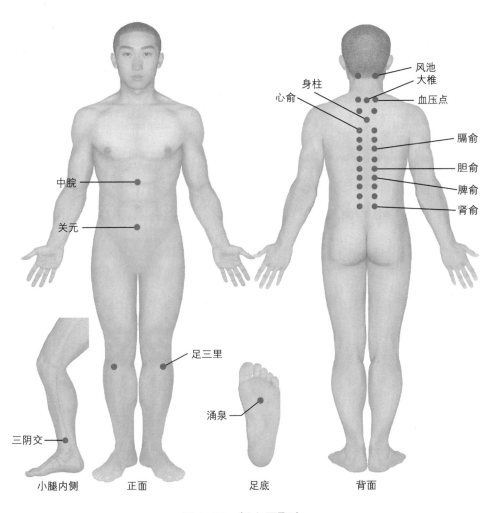

图6-19　低血压取穴

身柱
心俞
风池
大椎
血压点
膈俞
胆俞
脾俞
肾俞
中脘
关元
足三里
涌泉
三阴交
小腿内侧
正面
足底
背面

孟所长点评

（1）在颈部两侧拔罐和后背排罐是治疗本病的重点。

（2）配合服用脂欣康胶囊来改善心脏、大脑供血不足和动脉硬化，使血压稳定，从而有效预防脑梗死、心肌梗死。

（3）患者要注意饮食结构合理和营养均衡，不要偏食。

（4）本病患者若坚持治疗，病情可以好转。

（三）冠心病（心绞痛）

冠心病是冠状动脉粥样硬化、痉挛、炎性狭窄等导致心肌缺血缺氧或坏死而引起的心脏病的总称。本病最常见的类型是心绞痛。心绞痛主要表现为阵发性胸骨后或心前区疼痛，常放射至左肩、左臂内侧，甚至可达左手无名指和小指，有压迫、紧闷和紧缩感，时间多不超过5分钟，经休息或服用硝酸甘油后缓解。

本病在中医学中属于"胸痹"范畴。病因病机多为寒邪内侵，情志失调，饮食失节，年老体衰，导致胸阳不振，心脉痹阻而发病。临床上常见6种证型。①心气亏虚证：心前区隐痛，气短乏力，神疲自汗，舌淡苔白，脉细弱。②心阴不足证：胸痛隐隐，眩晕耳鸣，五心烦热，潮热盗汗，舌红少苔，脉细数。③心阳不振证：心胸闷痛，形寒心悸，面白肢冷，舌淡苔白，脉沉迟或微细。④痰浊闭阻证：心胸闷痛，头身困重，脘闷纳呆，倦怠乏力，痰多体胖，苔腻，脉滑。⑤心血瘀阻证：心胸刺痛，入夜痛重，心悸怔忡，舌暗有瘀斑，脉细涩。⑥寒凝气滞证：心胸冷痛，得寒加剧，四肢厥冷，畏寒口淡，苔白，脉沉迟。

【治疗选穴】

（1）主穴：膻中、左乳房周围、内关、足三里、三阴交。

（2）分型配穴：心气亏虚证加关元；心阳不振证加大椎；心阴不足证加太溪；痰浊闭阻证加郄门、丰隆；心血瘀阻证加膈俞。

（3）后背排罐。

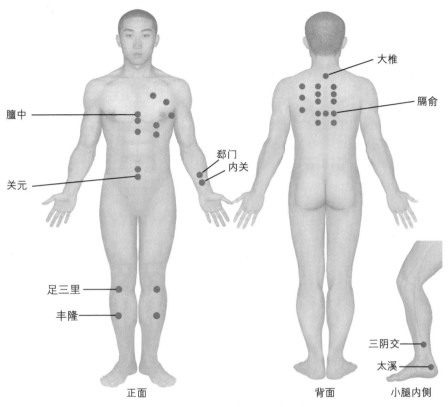

膻中

关元

郄门
内关

足三里

丰隆

大椎

膈俞

三阴交

太溪

正面　　　　　　　　背面　　　　　小腿内侧

图6-20　冠心病（心绞痛）取穴

孟所长点评

（1）在左前胸和后背左上方排罐是治疗本病的重点。

（2）做过心脏手术，如冠脉支架植入、搭桥术、安装起搏器的患者，应长期配合脂欣康胶囊进行治疗，效果显著。安装起搏器的患者可用无磁孟氏中药拔罐进行治疗。

（3）调节情绪，切勿生气或过度劳累，饮食勿冷勿凉，低脂饮食。

（4）要定期查体，注意血压、血脂、血糖的变化。

（5）病情较重时，患者应卧床休息，适当吸氧，采用中西医结合的方法进行治疗。

（6）患者通过采用以上孟氏整体疗法，病情可以好转，像正常人一样工作、生活。关键是要长期服用脂欣康胶囊进行预防，避免心肌梗死、心力衰竭的发生和发展。

第六章　内科疾病

（四）风湿性心脏病

风湿性心脏病简称风心病，是风湿热重度发作或反复发作后遗留下来的以心脏瓣膜病变为主的心脏病。本病多见于20～40岁的青壮年，女性多于男性。患者在代偿期内可无任何症状，但查体有心脏杂音和心脏扩大的体征；失代偿后出现心功能不全的表现，左心衰时可有呼吸困难、发绀、咳嗽和咯血等临床表现，右心衰时出现体循环障碍、肝肿大、水肿等症状。

本病在中医学中属于"心悸""胸痹""水肿"等范畴。病因病机为风寒湿热之邪乘虚侵袭，合而为痹，迁延不愈，累及心脏导致心脉瘀阻，病损及肺则肺气壅塞，病损及脾肾则运化失职，制水无权。

【治疗选穴】

（1）主穴：膻中、左乳房周围、内关、足三里。

（2）后背排罐。

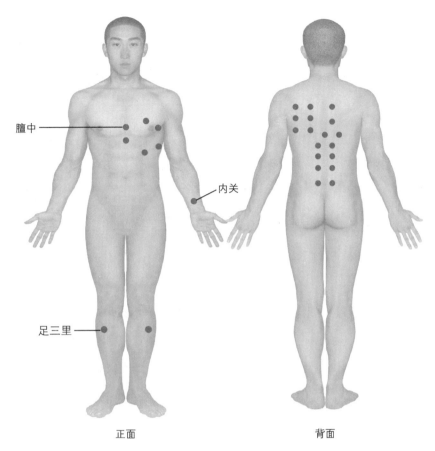

膻中

内关

足三里

正面   背面

图6-21　风湿性心脏病取穴

孟所长点评

（1）在左前胸拔罐、后背左上方及脊柱两侧排罐是治疗本病的重点。

（2）做过心脏瓣膜置换术的患者，应长期服用脂欣康胶囊，来改善心脏、大脑供血不足和动脉硬化。

（3）应配合服用参芝胶囊以避免感冒或减少感冒次数。

（4）出现明显心力衰竭者应采用中西医结合治疗措施。

（5）本病患者若坚持综合治疗，病情可以好转。

第六章　内科疾病

（五）肺心病

肺心病主要是由于支气管-肺组织、胸廓或肺血管病变导致肺动脉高压所引起的右心室结构或（和）功能改变的疾病。本病的病因包括慢性支气管、肺疾病，胸廓运动障碍性疾病，神经肌肉疾病及肺血管疾病4类。肺血管阻力增加，肺动脉高压，造成右心室负荷增加，右心室肥厚扩大，最终导致右心室功能不全。本病早期主要表现为慢性阻塞性肺病的症状，如慢性咳嗽、咳痰和哮喘；以后逐步出现乏力、气短、呼吸困难或心悸；晚期则出现呼吸衰竭和心力衰竭的症状，并因缺氧和二氧化碳潴留，导致多系统、多脏器损害。

本病在中医学中属于"肺胀""喘证""痰饮""心悸""水肿"范畴。其病因与饮食起居失调、劳逸失度、情志刺激或外感所伤有关。病机是久病肺虚，痰多潴留，进而累及心、脾、肾诸脏，形成脏腑亏虚与痰饮、瘀血交错为患的复杂证候。

【治疗选穴】

（1）主穴：胸腹部有膻中、巨阙、气海、关元；腰背部有大椎、定喘、风门、肺俞、厥阴俞、心俞、肾俞；四肢部有曲泽、内关、足三里、三阴交。

（2）后背排罐。

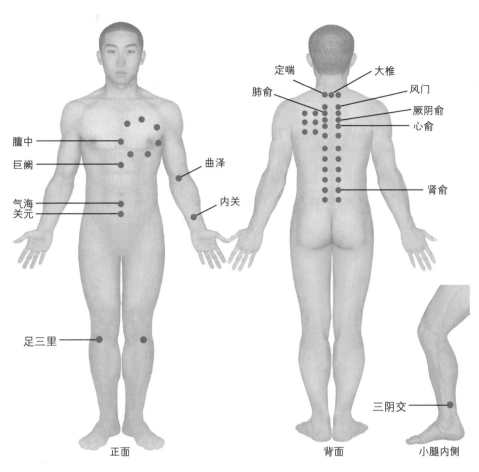

膻中
巨阙
气海
关元
足三里
曲泽
内关
正面

定喘
肺俞
大椎
风门
厥阴俞
心俞
肾俞
背面

三阴交
小腿内侧

图6-22　肺心病取穴

孟所长点评

（1）在左前胸拔罐和后背排罐是治疗本病的重点。

（2）长期配合服用脂欣康胶囊是关键。

（3）应配合服用参芝胶囊，以提高免疫力，避免感冒或减少感冒次数。

（4）肺心病患者出现呼吸衰竭、心力衰竭时，应及时去医院诊治。

（5）本病患者若坚持综合治疗，可使病情稳定。

（六）心律失常

心律失常是指心脏冲动的频率、节律、起搏部位、传导速度与激动次序异常。临床上按发病时心率的快慢，将心律失常分为快速型和缓慢型2类。前者包括早搏、心动过速、房扑和房颤，以及引起快速型心律失常的预激综合征；后者包括窦性缓慢性心律失常、房室交界性心律失常、心室自主节律，以及可引起缓慢型心律失常的传导阻滞。本病主要临床表现有心悸心慌、胸闷、气短、眩晕、昏厥、呼吸困难，心前区疼痛等。

本病在中医学中属于"心悸""怔忡""眩晕""厥证"范畴。病因病机为情志所伤，饮食劳倦，外邪侵袭，或先天不足，久病不愈，劳欲太过，或年老体衰，导致脏腑功能失调，心脏阴阳气血亏虚，痰饮、血瘀、火邪相互为患。

【治疗选穴】

选穴：膻中、巨阙、厥阴俞、心俞、膈俞、脾俞、内关。

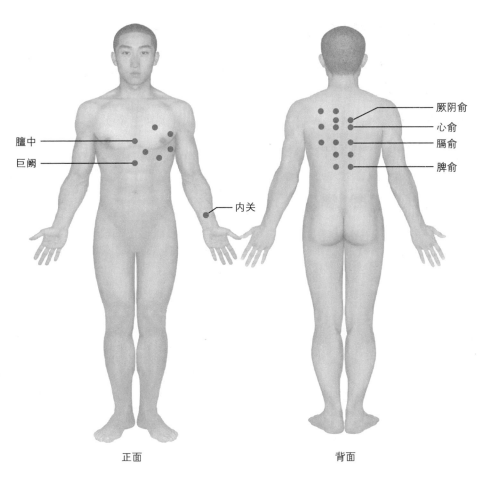

膻中

巨阙

内关

厥阴俞

心俞

膈俞

脾俞

正面　　　　　　　　　　背面

图6-23　心律失常取穴

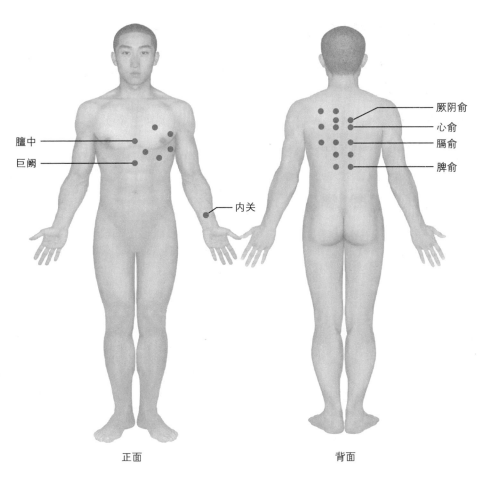

孟所长点评

（1）在左前胸及相对应的后背和内关穴拔罐是治疗本病的重点。

（2）配合服用脂欣康胶囊是关键。

（3）患者注意生活规律，避免劳累、生气、着急、说话太多。

（4）本病较顽固，患者若坚持治疗，病情可以好转。

（七）病毒性心肌炎

病毒性心肌炎是病毒侵犯心肌引起的、以心肌炎性病变为主要表现的疾病。本病多发于儿童及青壮年，可由多种病毒引起，但以柯萨奇B组病毒最为常见。本病发病机制可能与病毒直接作用和免疫反应有关。多数患者发病前有发热、全身酸痛、咽痛、腹泻病史，发病后可见胸闷、心前区隐痛、心悸、乏力、恶心、头晕等症状。病变广泛而严重者可出现心力衰竭或心源性休克，甚则昏厥与猝死。

本病在中医学中属于"心悸""胸痹"范畴。病因病机为素体虚弱，或劳累过度，温热邪毒或湿热邪毒乘虚外侵，化热传心，进一步耗伤心之气阴，而成上焦郁热、心血瘀阻之本虚标实证。

【治疗选穴】

（1）主穴：膻中、巨阙、心俞、内关、神门、外关。

（2）左胸及后背排罐。

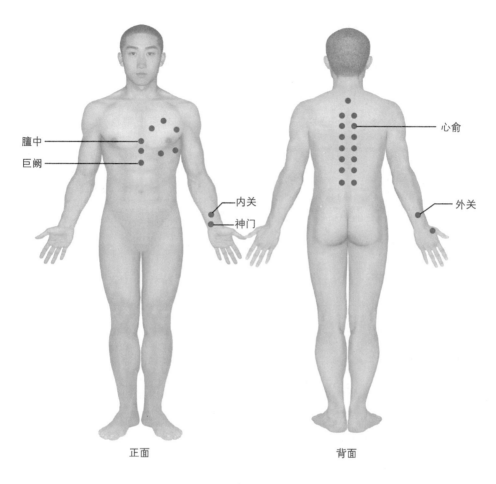

膻中

巨阙

内关

神门

心俞

外关

正面   背面

图6-24　病毒性心肌炎取穴

孟 所 长 点 评

　　（1）后背排罐、配合服用参芝胶囊、控制感冒是治疗本病的
重点。

　　（2）配合服用脂欣康胶囊以改善心肌功能是关键。

　　（3）本病较顽固，但患者若坚持治疗，病情可以好转。

四、泌尿生殖系统疾病

（一）慢性肾炎

慢性肾炎是慢性肾小球肾炎的简称，是由多种病因引起的原发于肾小球的慢性炎症性疾病。本病以蛋白尿、血尿、高血压和水肿为基本临床表现。本病患者以青壮年为主，男性多于女性。本病病因复杂，发病机制和病理类型不尽相同。部分患者开始无明显症状，多数患者起病即有腰酸乏力、头痛、水肿、少尿、血压升高、贫血等症状。水肿多为轻、中度，以眼睑或双下肢凹陷性水肿为主。常出现难以缓解的轻、中度高血压，且舒张压升高明显，尿常规检查可发现尿比重偏低，尿中蛋白持续存在，可用肉眼或在显微镜下观察到血尿，尿沉渣镜检红细胞增多，可出现管型，疾病后期可出现严重高血压、肾功能损害甚至终末期肾衰竭。

本病在中医学中属于"水肿""虚劳""腰痛"范畴。病因病机为外邪侵袭、饮食劳倦、房劳产育等导致肺、脾、肾三脏功能失常而发病。

【治疗选穴】

（1）主穴：中脘、水分、气海、关元、中极、肝俞、脾俞、肾俞、三焦俞、肓门、命门、足三里、三阴交、太溪、涌泉。

（2）腹部及后背排罐。

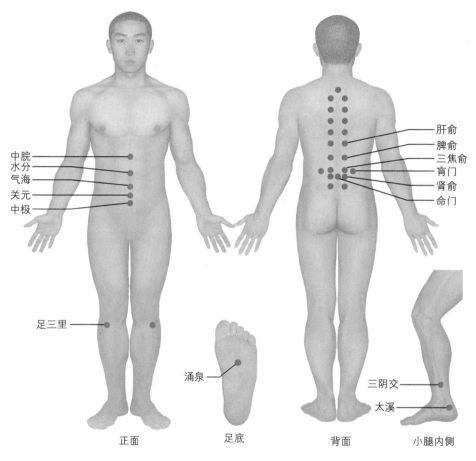

中脘
水分
气海
关元
中极

肝俞
脾俞
三焦俞
肓门
肾俞
命门

足三里

涌泉

三阴交
太溪

正面　　　　　　　　足底　　　　　　　　背面　　　　　　小腿内侧

图6-25　慢性肾炎取穴

孟所长点评

（1）在后背排罐和小腹部拔罐是治疗本病的重点。

（2）应配合服用参芝胶囊以提高免疫力，有利于肾脏功能的恢复。

（3）通过孟氏中药拔罐疗法内病外治，可减轻药物对肾脏造成的负担。

（4）宜低盐、低蛋白饮食，不宜食豆制品。

（二）尿路感染

尿路感染简称尿感，是由细菌（极少数为真菌、病毒、支原体、衣原体等）引起的肾盂肾炎、膀胱炎、尿道炎的总称。本病多见于女性。尿路感染有急、慢性之分。急性肾盂肾炎临床表现有寒战、发热、恶心呕吐和尿频、尿急、尿痛、腰痛，其中以发热、腰痛为主要症状。慢性肾盂肾炎有面色萎黄、低热、头昏、疲乏、食欲减退和尿频、尿急、腰痛等症状。急性膀胱炎有尿痛，会阴部和耻骨上区疼痛，以及尿频、尿急、尿浊、血尿、轻度腰痛、中度发热等症状。慢性膀胱炎与急性膀胱炎的症状相似，但程度较轻。急性尿道炎主要表现为有脓性分泌物，伴尿痛、尿频和尿急。慢性尿道炎症状不明显，或仅在晨起后见少量浆液性分泌物黏着于尿道外口。

本病在中医学中属于"淋证"范畴。病因病机为感受湿热之邪，或情志失调、饮食失节，或劳倦太过，导致膀胱气化无权。

【治疗选穴】

（1）急性期：水道、三焦俞、膀胱俞、次髎。

（2）慢性期：关元、中极、脾俞、肾俞、三阴交。

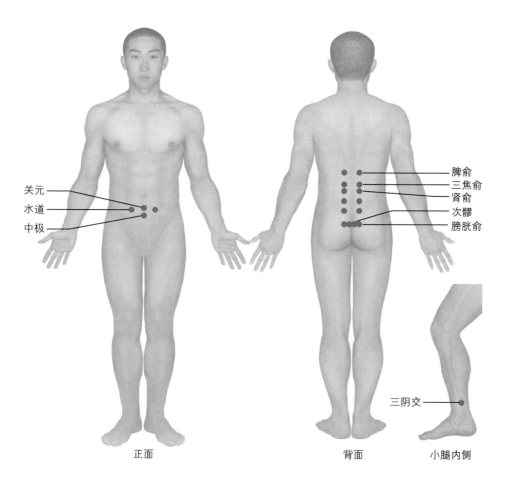

关元
水道
中极

脾俞
三焦俞
肾俞
次髎
膀胱俞

三阴交

正面　　　　　　　　　　背面　　　　小腿内侧

图6-26　尿路感染取穴

孟所长点评

（1）在小腹部和腰背部排罐是治疗本病的重点。

（2）急性期全身症状严重者，应及时去医院就诊。

（3）患者宜多饮水，多休息。

（4）本病患者若坚持治疗，病情可以好转。

（三）前列腺炎、前列腺增生

前列腺炎是各种原因引起的前列腺组织的炎性疾病，有急、慢性之分。急性前列腺炎多发于20～40岁青壮年，其临床表现为首先出现寒战、高热，继之出现尿频、尿急、尿痛，甚至血尿，会阴部胀痛，严重者可出现尿潴留。慢性前列腺炎的临床表现为轻度的尿频、尿急、尿痛，终末尿有白色分泌物滴出，会阴、腰骶、小腹及外生殖器有刺痛及坠胀感，常伴有性功能障碍。

前列腺增生为常见的老年男性病。临床表现为在早期出现夜尿增多、进行性排尿困难、尿潴留及充盈性尿失禁，在晚期可出现尿毒症。

本病在中医学中属于"淋证""癃闭"范畴。本病的发生与外感毒热、饮食所伤、房事过度、肾阳虚损、气滞血瘀等有关。

【治疗选穴】

（1）急性前列腺炎：中极、肾俞、关元俞、次髎、膀胱俞、三阴交、照海。

（2）慢性前列腺炎：关元、中极、肾俞、膀胱俞、三阴交、太溪。

（3）前列腺增生：气海、关元、水道、肾俞、关元俞、膀胱俞、三阴交、照海、太溪。

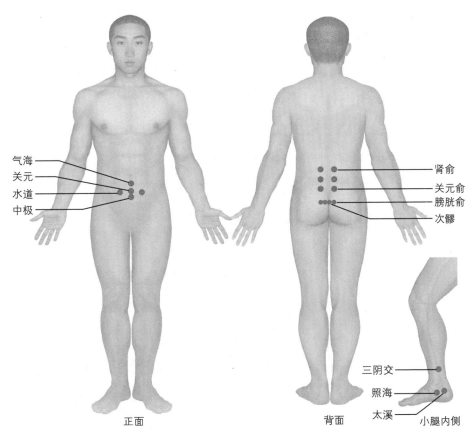

气海
关元
水道
中极

肾俞
关元俞
膀胱俞
次髎

三阴交
照海
太溪
小腿内侧

正面

背面

图6-27 前列腺炎、前列腺增生取穴

孟所长点评

（1）在腰椎两侧和小腹部排罐是治疗本病的重点。

（2）慢性前列腺炎又分为细菌性前列腺炎和非细菌性前列腺炎。细菌性前列腺炎主要是指前列腺液细菌培养，支原体或衣原体为阳性，其临床症状为全身性的，治疗难度较大，坚持后背排罐的同时采用中西医结合治疗，效果显著。

（3）慢性前列腺炎（非细菌性）和前列腺增生坚持使用孟氏中药拔罐疗法治疗半年或1年以上，病情可以好转。

（4）平时注意清洗会阴部。

（四）男性性功能障碍

男子性功能某一环节发生障碍而影响正常性生活时，即称为男性性功能障碍。临床上最为常见的男性性功能障碍是遗精、阳痿和早泄。遗精是指不因性生活或其他直接刺激而出现精液自发排泄的一种现象，可伴有头晕目眩、耳鸣健忘、精神萎靡、腰酸腿软、心悸失眠等症状。阳痿是指男子在有性欲的状态下，阴茎不能勃起，或虽勃起不能维持足够的时间和硬度，无法完成正常的性生活。早泄一般指性交过程中过早射精的现象。

本病在中医学中属于"遗精""阳痿""早泄"范畴。病因病机为劳神过度，耗伤心肾，阴虚火旺或忧愁思虑，损伤心脾。临床上常见2种证型。①阴虚火旺证：遗精早泄，失眠多梦，头晕目眩，小便短黄，舌红少苔，脉细数；②心脾两虚证：阳痿早泄，头晕失眠，神疲肢倦，纳呆腹胀，舌淡苔白，脉细弱。

【治疗选穴】

（1）遗精早泄：关元、中极、归来、内关、足三里、太溪。

（2）阳痿早泄：关元、中极、归来、三阴交、照海、太溪。

（3）综合调理，后背排罐。

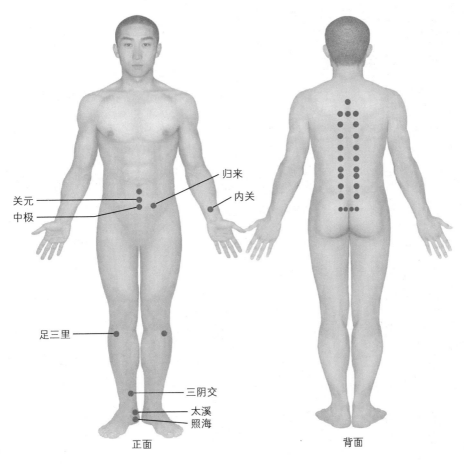

关元
中极
归来
内关
足三里
三阴交
太溪
照海
正面
背面

图6-28　男性性功能障碍取穴

孟所长点评

（1）在小腹部拔罐和后背排罐是治疗本病的重点。

（2）在治疗期间患者要进行自我心理调理，保持心情舒畅，消除紧张情绪，对自己要有信心。

（3）节制房事，既不禁欲，也不纵欲。按"按年龄办事"的原则进行房事。

（4）性功能障碍患者若坚持治疗，病情可以好转。

第六章　内科疾病

五、神经系统疾病

（一）三叉神经痛

三叉神经痛是指面部三叉神经分布区反复出现阵发性的短暂、剧烈疼痛，女性多见。本病在临床上常分为原发性和继发性2种。原发性三叉神经痛临床表现为三叉神经分布区阵发性剧痛，呈刀割样、电击样，单侧居多，每次历时数秒至数分钟。疼痛会因面部动作或触及面、鼻、口腔中的某一点而诱发。发作时可见同侧面肌抽搐，面部潮红，流泪流涎。继发性三叉神经痛与原发性三叉神经痛症状相似，多数有神经系统损害的阳性体征。

本病在中医学中属于"头痛""面痛"范畴。病因病机为外邪侵袭，阻滞经络，或肝郁化火，风火上扰。临床上分为寒痰阻络和热痰阻络2种证型。①寒痰阻络证：面部抽搐而痛，遇冷加重，得热较舒，面色苍白，流泪流涎，舌淡苔白腻，脉弦紧。②热痰阻络证：阵发面部灼痛，遇热加剧，痛时面色潮红，目赤汗出，舌红苔黄，脉滑数。

【治疗选穴】

（1）三叉神经第一支痛：上印堂、阳白、阿是穴。

（2）三叉神经第二支痛：太阳、四白、巨髎、颧髎、阿是穴。

（3）三叉神经第三支痛：下关、颊车、承浆、阿是穴。

（4）综合调整，在颈、背两侧排罐。

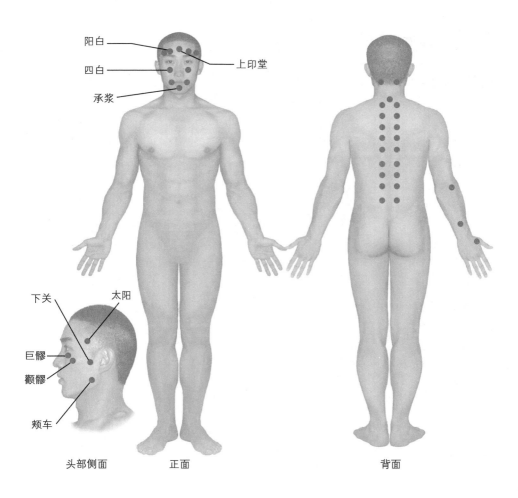

阳白

四白

承浆

上印堂

下关　　太阳

巨髎

颧髎

颊车

头部侧面　　　　正面　　　　　　　　　背面

图6-29　三叉神经痛取穴

孟所长点评

（1）直接在面部拔罐和后背排罐是治疗本病的重点。

（2）在疼痛部位每日多涂孟氏牌抑菌液。

（3）患者在非发作期坚持治疗，病情可以好转。

第六章　内科疾病

（二）癫痫

癫痫是一组以大脑神经元异常放电所致暂时性大脑功能失常为特征的临床综合征。癫痫发作常分为局灶性发作、全面性发作、全面性合并局灶性和不明起源的发作。临床上主要症状有意识丧失，强直阵挛发作，肌张力强直等，并伴有面色青紫、两眼上翻、出汗及尿失禁等症状。

本病在中医学中属于"痫证"范畴。病因病机为先天因素、情志失调、饮食不节、劳倦过度或脑部外伤等引起心、肝、脾、肾功能失调。临床上可见实虚2种证型：①实证：病程短，发作时突然晕倒不省人事，手足抽搐，两目上视，牙关紧闭，角弓反张，苔白腻，脉弦滑。②虚证：病程长，多为发作日久，抽搐强度减弱，神疲乏力，头晕目眩，腰膝酸软，食少痰多，舌淡，脉弱。

【治疗选穴】

（1）发作期：上印堂、人中、太冲、涌泉。

（2）缓解期：上印堂、巨阙、中脘、风池、内关、合谷、足三里、丰隆、三阴交、太溪。

（3）后背排罐。

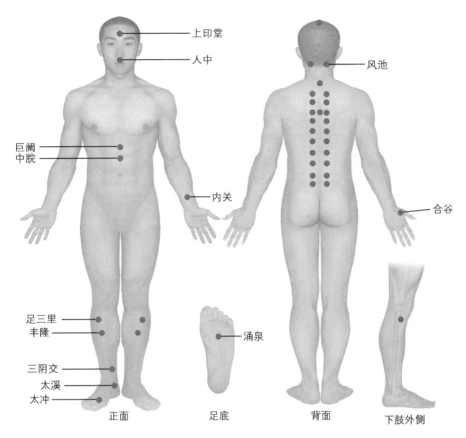

图6-30 癫痫取穴

孟所长点评

（1）在后背排罐是治疗本病的重点。

（2）配合服用脂欣康胶囊以改善大脑供血不足、营养脑神经是关键。

（3）本病坚持采用孟氏中药拔罐疗法、服用脂欣康胶囊及其他药物进行综合治疗，效果显著，能有效控制病情。

（4）原发性癫痫较顽固，应坚持长时间治疗；继发性癫痫应治疗原发病。

（三）中风后遗症

中风后遗症是中风经抢救后留有的半身不遂、言语不利、口眼㖞斜等后遗症。多因病后正气亏虚、运血无力、气虚血滞所致。

中医所讲的中风相当于现代医学的脑血管病，一般分为出血性和缺血性2类。前者包括脑出血和蛛网膜下腔出血，后者包括脑血栓形成和脑梗死。脑血栓形成临床表现为某一脑动脉供血区的脑功能缺损（如三偏征），多无明显意识障碍及脑膜刺激征，伴有心脏病或其他血栓来源时，应考虑脑栓塞。或患者意识障碍较重，有头痛、呕吐及脑膜刺激征，血压明显升高，提示为脑出血。蛛网膜下腔出血常表现为突然剧烈头痛、呕吐及脑膜刺激征。

【治疗选穴】

（1）中风失语症：上廉泉（当舌骨与下颌缘之间凹陷处）、哑门、通里、丰隆。

（2）上肢瘫：从肩部至手心，在上肢外侧排罐。下肢瘫：从髋部至足部排罐，下肢外、前、后三侧轮流拔罐。

（3）后背排罐，患侧肢体排罐。

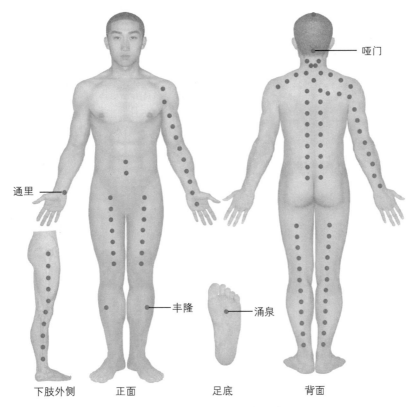

| 下肢外侧 | 正面 | 足底 | 背面 |

图6-31　中风后遗症取穴

孟所长点评

（1）在后背排罐、患侧肢体排罐是治疗本病的重点。

（2）长期配合服用脂欣康胶囊以改善大脑供血不足和动脉硬化是关键。

（3）在患侧上肢排罐一般选用3号、4号异型罐；下肢排罐一般选用2号、3号异型罐。

（4）在为本病患者进行治疗时使用的罐具一定要多，最好准备40～50个罐，且患者要坚持治疗。

（5）治疗期间，加强功能锻炼是非常重要的。

（6）本病在治疗时不仅要对患者进行康复性治疗，更重要的是帮助患者防止疾病再次发作，本病发展规律是一次轻，二次重，三次更严重或危害生命，因此患者常年服用脂欣康胶囊是十分重要的。

第六章　内科疾病

（四）面神经麻痹

面神经麻痹又称面瘫，是由于面神经受损而引起的面部肌肉运动功能障碍。本病在临床上常分为中枢性面神经麻痹和周围性面神经麻痹。中枢性面神经麻痹表现为口角㖞斜，鼻唇沟变浅，而皱眉、闭目等动作正常，常伴有偏瘫等原发病症状。周围性面神经麻痹临床表现为起病突然，一侧面部板滞、麻木、松弛，以后逐渐加重，不能蹙额皱眉，额纹消失，眼睑不能闭合，患侧鼻唇沟变浅，嘴歪向健侧，不能鼓腮、露齿，不能吹口哨，严重者出现患侧舌前2/3部分味觉减退或消失，患侧耳根疼痛。

本病在中医学中属于"口僻"范畴。病因病机为正气不足，络脉空虚，风寒之邪乘虚侵袭阳明、少阳经络，致气血痹阻，筋脉失养，引起肌肉弛缓不收而发病。

【治疗选穴】

（1）周围性面瘫：阳白、丝竹空、颧髎、迎香、人中、牵正、地仓、颊车、承浆、风池、大椎、合谷。

（2）中枢性面瘫治疗参见中风后遗症。

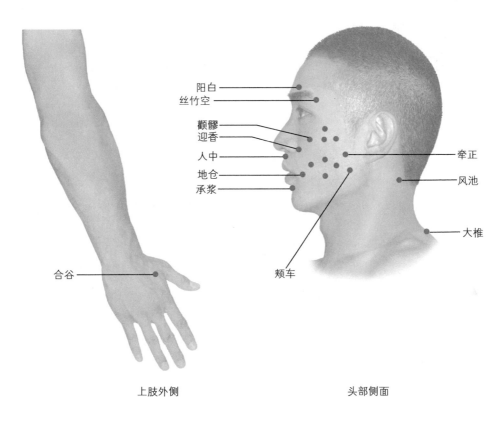

阳白

丝竹空

颧髎

迎香

人中

地仓

承浆

合谷

牵正

风池

大椎

颊车

上肢外侧　　　　　　　　　　　　　头部侧面

图6-32　面神经麻痹取穴

孟所长点评

（1）在面部直接拔罐是治疗本病的重点。

（2）可每日多次在患处涂抹孟氏牌抑菌液，有助于治疗疾病。

（3）对于中枢性面神经麻痹和周围性面神经麻痹，应采取不同的治疗方法。中枢性面神经麻痹多为脑血管疾病引发，应配合服用脂欣康胶囊进行治疗。周围性面神经麻痹多因着急、受冷引起，治疗较容易。

（4）本病患者宜注意保暖，若坚持治疗，病情可以好转。

（五）神经衰弱

神经衰弱是指由于忧虑或创伤、长期繁重的脑力劳动，以及睡眠不足等原因引起的精神活动能力减弱。临床表现为头晕脑涨、胸闷心慌、腹胀、关节痛、注意力不集中、记忆力减退、睡眠障碍、醒后难以入睡或彻夜不眠、心悸面红、胸闷气促等。具有上述症状而体检、化验无相应病理改变者，可诊断为神经衰弱。

本病在中医学中属于"不寐""郁证"范畴。病因病机为抑郁恼怒，或思虑过度，或劳欲太过，导致心、肝、脾、肾功能失调而发病。临床上常见3种证型。①心肾不交证：烦躁失眠，腰酸梦遗，头晕耳鸣，舌红，脉细数。②心脾两虚证：心悸健忘，失眠多梦，纳呆腹胀，大便稀薄，肢倦神疲，舌淡，脉细弱。③肝郁化火证：急躁易怒，失眠易惊，胸胁胀痛，头昏脑涨，尿黄便干，舌红，苔黄，脉弦数。

【治疗选穴】

（1）主穴：安眠、内关、神门、三阴交、涌泉、失眠。

（2）后背排罐。

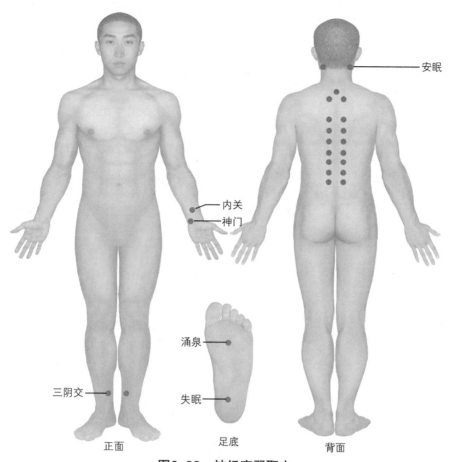

安眠

内关
神门

涌泉

三阴交
失眠

正面　　　　足底　　　　背面

图6-33　神经衰弱取穴

孟所长点评

（1）在后背排罐是治疗本病的重点。

（2）应配合服用首乌藤酸枣仁胶囊以改善睡眠，首乌藤酸枣仁胶囊内含有的中药成分无明显的不良反应，无依赖性。

（3）应配合服用脂欣康胶囊，改善大脑供血不足，营养脑细胞，治疗效果显著。

（4）养成良好的睡眠习惯，适当运动。

（5）积极调整心态，凡事想得开，放得下，学会自己找快乐，自己找幸福，自己找健康。

（6）本病患者若坚持治疗，病情可以好转。

六、其他内科疾病

（一）甲状腺功能亢进症

甲状腺功能亢进症简称甲亢，是由于甲状腺腺体产生过多的甲状腺激素引起的内分泌疾病。本病女性较男性多见。本病的病因及发病机制尚未完全明确。主要临床表现有怕热多汗、多食易饥而体重减轻、烦躁焦虑、易激动、失眠、心悸、心动过速、脉压差增大、排便次数增多、肝肿大、月经量少、闭经、阳痿、甲状腺肿大、突眼等。

本病在中医学中属于"瘿病"范畴。本病的发生与情志刺激、饮食及水土失宜、体质因素有关；病机为长期情志不畅，肝气郁结，气滞痰凝，久则化火伤阴。

【治疗选穴】

（1）主穴：人迎、天突、气海、关元、水道、风池、三阴交。

（2）后背、下腹部及颈前部两侧排罐。

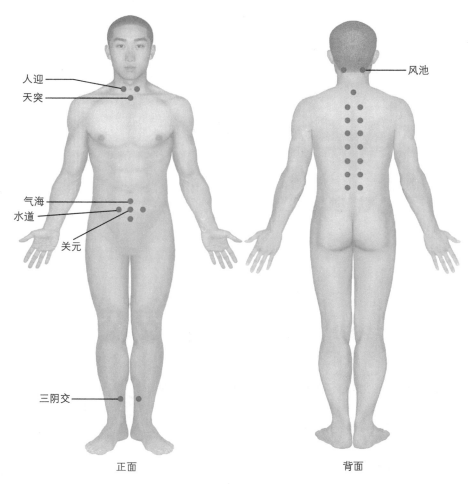

人迎
天突
气海
水道
关元
三阴交
风池

正面　　　　　　　　　　　　　背面

图6-34　甲状腺功能亢进症取穴

孟所长点评

（1）在后背排罐、下腹部和颈前部两侧拔罐是治疗本病的重点。

（2）配合服用脂欣康胶囊可改善心慌、心悸等症状。

（3）应配合服用参芝胶囊以提高免疫力。

（4）患者应保持情志舒畅，注意综合调治。

（5）通过半年或1年以上的治疗，本病会得到很好的控制。

（6）甲状腺功能减退症（即甲减）也可采用以上治疗甲亢的方法，用孟氏中药拔罐、脂欣康胶囊和必要的西药综合治疗方法，效果也非常显著。

第六章　内科疾病

（二）糖尿病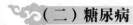

糖尿病是一种由于胰岛素分泌相对或绝对不足引起的以慢性高血糖为特征的代谢性疾病。本病的病因及发病机制尚未完全明确。临床表现主要有尿多频数、口渴多饮、消谷善饥、体重减轻、头昏嗜睡、关节酸痛、皮肤干燥或瘙痒、视力障碍、性欲减退等。本病在临床上分为1型糖尿病和2型糖尿病。前者多发于青少年，起病急，病情较重；后者多发于40岁以上的成年人，多数患者体型肥胖，起病缓慢，病情较轻。

本病在中医学中属于"消渴"范畴。病因病机是先天禀赋不足，五志过极，或多食肥甘，或恣情纵欲，致使肺、胃、肾三脏阴虚燥热，热灼津液而发为消渴。临床上以口渴多饮为主症者为"上消"，以消谷善饥为主症者为"中消"，以小便频数、尿量增多、腰酸为主症者为"下消"。

【治疗选穴】

（1）主穴：中脘、气海、关元、水道、肺俞、胰俞、胃俞、肾俞、命门、膀胱俞、足三里、三阴交、涌泉。

（2）后背及腹部排罐。

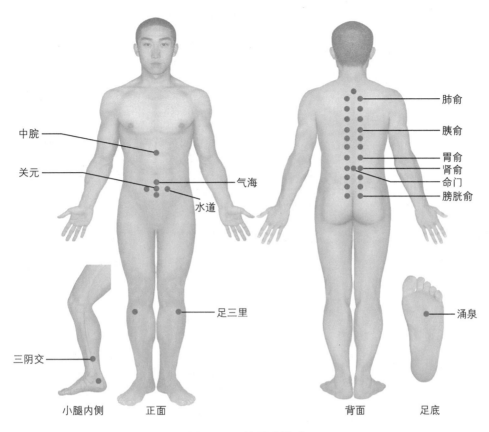

中脘

关元

气海

水道

足三里

三阴交

小腿内侧　　正面

肺俞

胰俞

胃俞

肾俞

命门

膀胱俞

涌泉

背面　　足底

图6-35　糖尿病取穴

孟所长点评

（1）在后背排罐、腹部拔罐是治疗本病的重点。

（2）配合服用三七黄芪胶囊是关键。

（3）已出现心脑血管并发症者，应配合服用脂欣康胶囊进行治疗，谨防发生心脑血管疾病。出现眼睛模糊并发症者，在眼睛周围涂抹孟氏牌抑菌液，效果很好。

（4）本病患者要控制饮食总量，并注意调整饮食结构，坚持适当运动。（饮食调养见"下篇"）

（5）本病患者在拔罐时若拔出水疱、血疱，不要紧张，只要涂抹孟氏牌抑菌液，一般不会感染。

（三）单纯性肥胖症

单纯性肥胖症是指无明显病因的体内脂肪过度蓄积，体重超过标准体重的20%。根据超重的多少和临床表现，单纯性肥胖症可分为轻度、中度和重度3种类型：超过标准体重的20%～30%为轻度肥胖，轻度肥胖患者一般无自觉症状；超过标准体重的30%～50%为中度肥胖，中度肥胖患者常出现畏热多汗、易疲乏、呼吸短促、心悸、腹胀、下肢水肿等症状；超过标准体重的50%以上时为重度肥胖，重度肥胖患者可出现胸闷、气促、嗜睡等症状，严重者可出现心、肺功能衰竭。

中医学中虽无"肥胖症"病名，但中医学对肥胖的认识却比较全面，认为肥胖的发生多为食入膏粱厚味或油腻食物过多，损伤脾胃而致脾胃虚弱或脾肾不足，痰浊水湿内停，形体日渐肥胖。

【治疗选穴】

（1）主穴：中脘、关元、脾俞、胃俞、肾俞、梁丘、足三里、丰隆、三阴交。

（2）后背排罐。

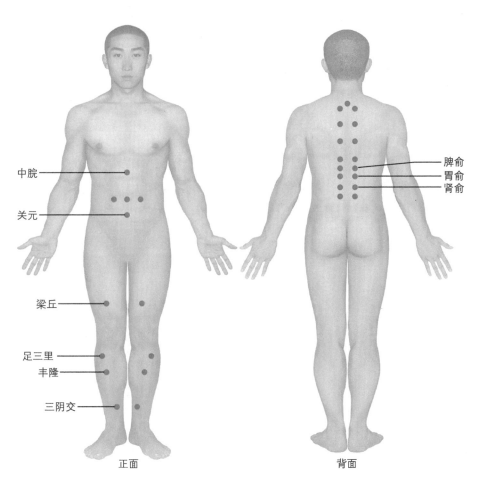

中脘

关元

梁丘

足三里

丰隆

三阴交

脾俞

胃俞

肾俞

正面

背面

图6-36　单纯性肥胖症取穴

孟所长点评

（1）在肚脐四周拔罐和后背排罐是治疗本病的重点。

（2）可配合服用营养代餐，效果更加显著。

（3）患者需控制饮食总量，适当少吃；适当运动以消耗体内多余能量。

（4）减肥的关键在于持之以恒。

（四）头痛

头痛是临床上一种极为常见的症状，一般是指自眼眶以上至枕下区之间的疼痛。

中医学认为头痛的病因病机不外乎风寒外袭，上犯巅顶，或风热上扰，气血逆乱，或肝郁化火伤阴，上扰清空，或脾虚致气血生化不足，不能上荣于脑，或脾不化湿，痰浊内生，或肾精亏虚，脑失所养而致病。临床上常见7种证型。①风寒头痛：头痛连及项背，恶风畏寒，口不渴，苔薄白，脉浮紧。②风热头痛：头脑涨痛，发热恶风，口渴冷饮，舌苔薄黄，脉浮数。③肝阳头痛：头痛眩晕，心烦易怒，面红口苦，胁肋胀痛，夜眠不宁，舌红苔薄黄，脉弦数。④血虚头痛：头痛目空，头晕，心悸无力，面色㿠白，舌质淡苔薄白，脉细弱。⑤痰浊头痛：头痛昏蒙，胸脘满闷，纳呆呕恶，舌苔白腻，脉滑。⑥肾虚头痛：头痛眩晕，畏寒肢冷，耳鸣，腰膝酸软，遗精带下，少寐健忘，苔薄，脉沉细。⑦血瘀头痛：头痛日久，其痛如刺，痛处固定不移，舌暗有瘀斑，脉细涩。

【选穴治疗】

（1）主穴：上印堂、丝竹空、太阳、头维、风池、天柱、外关、合谷。

（2）分型配穴：头顶痛加百会按摩、阿是穴；偏头痛及后头痛加阿是穴。

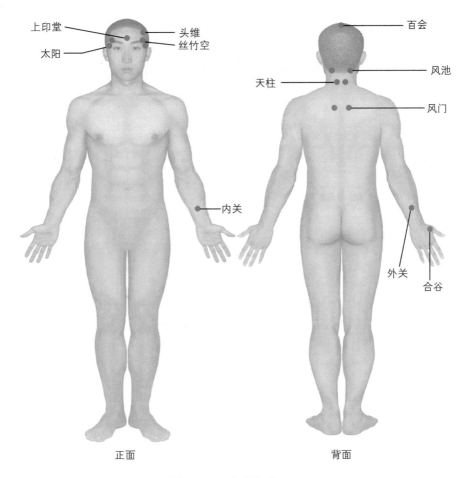

图6-37 头痛取穴

孟所长点评

（1）在颈部两侧拔罐是治疗本病的重点。

（2）配合服用脂欣康胶囊是关键。

（3）偏头痛、神经性头痛、血管性头痛患者通过使用孟氏中药拔罐疗法并配合服用脂欣康胶囊，病情可以好转。

（4）头痛可单独出现，也可出现在多种疾病之中，如五官疾病、脏腑疾病、脑部肿瘤等都可引起头痛，应明确诊断，积极治疗原发病。

（五）贫血

贫血是指人体外周血红细胞容量减少，低于正常最低值，不能运输足够的氧至组织而产生的综合征。临床上常见的贫血有缺铁性贫血、再生障碍性贫血、巨幼细胞性贫血和失血性贫血。贫血的临床表现有皮肤黏膜苍白、心悸、气急，严重者可发生贫血性心脏病，心脏扩大肥厚，并出现心脏杂音、心动过速，以及头痛、头晕、晕厥、失眠、疲乏无力、耳鸣、记忆力下降、食欲不振、恶心、腹胀、腹泻或便秘，女性可有月经紊乱、闭经等。

本病在中医学中属于"虚劳""血虚"等范畴。病因病机为饮食失调，损伤脾胃，气血生化乏源，或思虑过度，心血暗耗，或久病失血，大病消耗等，导致血液亏虚，脏腑组织器官失养。

【治疗选穴】

（1）主穴：气海、肺俞、膏肓、足三里、三阴交、涌泉。

（2）后背排罐。

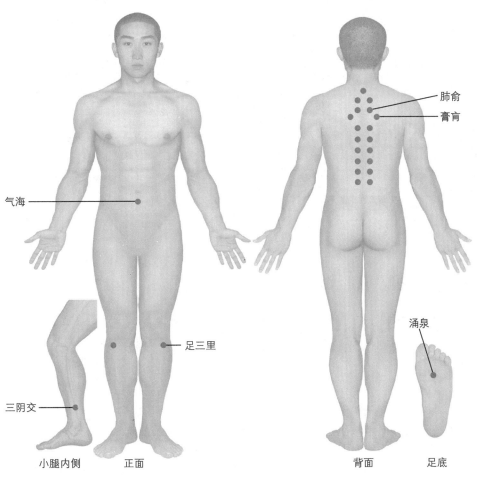

肺俞
膏肓
气海
足三里
三阴交
涌泉

小腿内侧　正面　背面　足底

图6-38　贫血取穴

孟所长点评

（1）在后背排罐是治疗本病的重点。

（2）贫血的原因复杂，治疗前应明确诊断，针对病因进行治疗。

（3）在生活中应多注意调补（详见本书下篇第十四章中关于贫血的饮食调养），本病患者坚持综合治疗，病情可以好转。

第七章
外科及骨伤科疾病

一、落枕

落枕是指急性单纯性颈项强痛、活动受限的一种病证，又称"失枕"。本病多见于成年人，儿童极少罹患，冬、春两季发病较多，如不治疗，可于1周左右自愈，但自愈者复发率高，故应及时治疗。本病典型症状是患者晨起后突感一侧颈肩部疼痛，并向同侧肩背及上臂扩散，或有皮肤麻木，局部压痛明显，可触及条索状硬结，但无红肿发热，头颈部主动、被动活动均受限，重者头颈部成强迫体位，轻轻搬动则剧痛难忍，其痛常因肩部过劳、受寒而诱发或加剧。

中医学认为本病的发生多因汗出当风，或夜卧受寒，或久居寒湿之地，风寒湿邪侵袭人体，稽留于肌肤筋肉之间，导致经气不畅而痛，或因跌仆闪挫，使颈肩部脉络受伤，气血瘀滞，不通则痛。

【治疗选穴】

选穴：风池、大椎、肩井、外关、阿是穴。

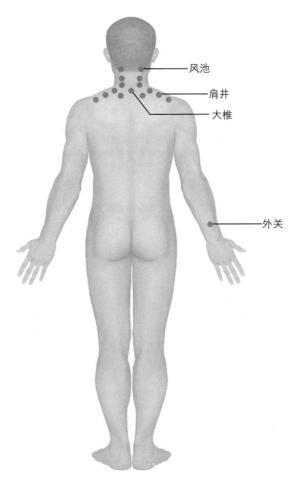

图7-1　落枕取穴

风池

肩井

大椎

外关

孟所长点评

（1）取阿是穴是治疗本病的重点。

（2）本病应每日拔罐2～3次，插空施治，一般3～5天可治愈。

二、颈椎病

颈椎病是指由于颈椎骨质增生、颈项韧带钙化、颈椎间盘退行性病变，刺激了邻近的肌肉、神经、脊髓、椎动脉等而导致的一系列症状和体征的综合征。临床上常见4种类型。①神经根型：表现为颈项部僵硬疼痛，一侧或两侧肩臂手指呈放射性疼痛，肢冷麻木。②脊髓型：表现为逐渐加重的上、下肢麻木、软弱无力，严重者出现不同程度的痉挛性瘫痪及锥体束征阳性。③椎动脉型：表现为单侧颈枕或枕顶部发作性头痛、头晕、恶心呕吐、眩晕，甚则猝倒。④交感神经型：表现为头晕头痛、心慌胸闷、肢冷肤凉或手足发热。

本病在中医学中属于"骨痹""肩颈痛"范畴。病因病机为体质虚弱，风寒侵袭，或肝肾亏损，筋骨失养，或久坐不动，颈项筋骨气滞血瘀。临床上分为3种证型。①气滞血瘀证：颈项、肩臂疼痛，放射至前臂手指，劳累后加重，颈部僵直、活动不利，局部疼痛拒按，舌暗有瘀斑，脉涩。②肝肾精亏证：颈项肩臂疼痛，四肢麻木无力，伴头晕目眩、耳鸣耳聋、腰膝酸软、舌红少苔、脉细数。③风寒外袭证：颈强脊痛，肩背酸楚，受寒加剧，得热则舒，手臂麻木、发冷，苔薄白或腻，脉弦紧。

【治疗选穴】

（1）主穴：上印堂、风池、天柱、肩井、大椎、大杼、外关、合谷。

（2）分型配穴：头晕、恶心呕吐者可加中脘、内关、足三里；也可不按分型，以阿是穴为主。

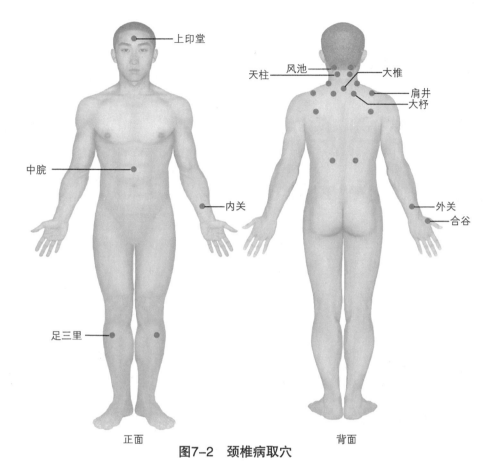

正面　　　　　　　　　　背面

图7-2　颈椎病取穴

上印堂
天柱　风池　大椎
肩井
大杼
中脘
内关
外关
合谷
足三里

孟所长点评

（1）在颈部两侧拔罐是治疗本病的重点。

（2）头晕、头痛者配合服用脂欣康胶囊是关键。

（3）即使比较难治的脊髓型颈椎病，通过坚持后背排罐和下肢外侧、后侧排罐，再配合服用脂欣康胶囊，疾病也能好转。

（4）患者适当加强颈部活动，如左右摇动及俯仰活动，幅度由小渐大，频率宜较慢，加强颈部活动有助于缓解病情。

（5）枕头切勿太高，避免颈部受寒，忌劳累。

三、肩周炎

肩周炎是肩关节囊和关节周围软组织的一种退行性、炎症性疾病。本病以50岁左右者多见，故又称"五十肩"，女性发病率高于男性。临床表现为肩部疼痛，可向颈、肩胛、前臂及手部放射，肩部功能活动受限，肩前、肩后、肩峰下三角肌止点处有压痛，其中关节结节间沟处疼痛明显。

本病在中医学中属于"痹证"范畴，又称为"漏肩风"或"肩痹"。病因病机为年老体弱，筋骨不健，气血亏虚，风寒湿邪乘虚外袭，凝滞经络，或外伤劳损筋脉而发病。临床上常见2种证型。①风寒袭络证：肩部漫痛拒按，得温痛减，受寒加重，舌淡苔白，脉弦紧。②经筋失养证：肩痛日久，肩部肌肉萎缩，举臂不及头，后旋不及背，酸痛乏力，局部畏寒，得温痛减，舌淡有瘀点，苔薄白，脉沉细。

【治疗选穴】

（1）主穴：在肩关节周围取阿是穴。

（2）配穴：天柱、大椎、肩井、肩髃、天宗、曲池、阿是穴。

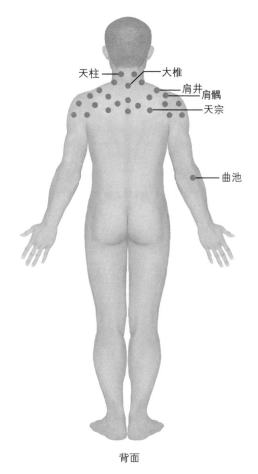

天柱　　大椎　肩井　肩髃　天宗　曲池

背面

图7-3　肩周炎取穴

孟所长点评

（1）在肩关节周围拔罐是治疗本病的重点。

（2）在拔罐治疗的同时适当活动肩关节，效果更佳。

（3）一般肩周炎治疗周期为2～3个月。顽固性的肩周炎患者若坚持治疗，病情可以好转。

第七章　**外科及骨伤科疾病**

127

四、网球肘

网球肘即肱骨外上髁炎，是指肱骨外上髁、桡骨头、肱桡关节滑囊处的无菌性炎症。本病多见于需反复做前臂旋转、用力伸腕的成年人。典型临床表现是肘关节外侧酸痛无力，用力握拳和前臂做旋转动作时疼痛加剧，疼痛可向上臂、前臂及腕部放散，肘关节外侧肱骨外上髁有敏感压痛，桡肱关节前缘局部肿胀、微热，个别患者活动前臂时会有关节弹响，病程长者可有肌肉萎缩。

本病在中医学中属于"痹证""肘痛""伤筋"范畴。病因病机为肘部劳损，气血瘀滞，络脉痹阻，或气血亏虚，筋脉失养，或外受风寒湿邪，气血凝滞。临床上常见2种证型。①寒湿凝滞证：肘部疼痛，劳作尤甚，不能旋臂，提物困难，舌质暗有瘀点，苔白腻，脉细涩。②肝肾不足证：肘部疼痛，入夜加重，无力持重，伴头晕目眩，腰酸耳鸣，舌红少苔，脉细弱。

【治疗选穴】

选穴：以曲池为主，在肘关节周围取阿是穴。

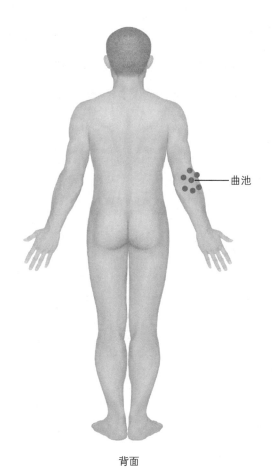

曲池

背面

图7-4 网球肘取穴

孟所长点评

（1）在肘关节周围拔罐是治疗本病的重点，患者需要姿势配合，在有些穴位拔罐时患者需弯曲或伸直胳膊。

（2）本病一般需用4号罐及4号异型罐进行拔罐。

（3）本病患者若坚持治疗，病情可以好转。

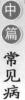

五、急性腰扭伤

急性腰扭伤是指腰部的肌肉、筋膜、韧带或椎间小关节因过度扭曲或牵拉所致的损伤。本病的典型临床表现是一侧或双侧腰部持续性疼痛，活动时加重，休息亦不能缓解，病情严重者腰部不能转侧，在咳嗽、喷嚏、大声说话或腹部用力时疼痛加剧，有挫伤者可见局部血肿。

本病在中医学中属于"腰痛"范畴。病因病机为感受外邪，或因负重过度、跌仆闪挫，导致气血运行不畅，脉络阻塞不通。临床上常见2种证型。①气滞证：腰痛时轻时重，痛无定处，重者腰部活动受限，部分患者行走困难，舌苔薄，脉弦数。②血瘀证：腰痛局限于一处，局部青紫肿胀，疼痛拒按，腰部活动受限，舌质紫暗有瘀点，脉弦涩。

【治疗选穴】

选穴：肾俞、腰眼、委中、阿是穴。

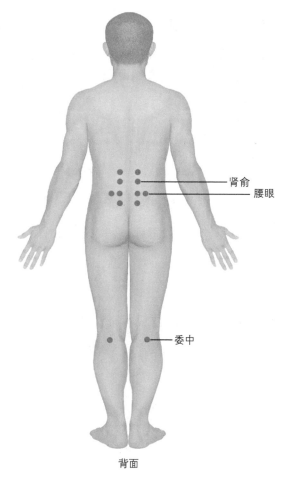

肾俞

腰眼

委中

背面

图7-5 急性腰扭伤取穴

孟所长点评

（1）在腰椎两侧拔罐是治疗本病的重点。

（2）急性腰扭伤者需24小时后再拔罐。但扭伤后可立即在扭伤部位多次涂抹孟氏牌抑菌液。

（3）患者应适当活动，注意腰部保暖。

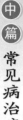
六、慢性腰痛（腰肌劳损）

慢性腰痛是指一侧或两侧腰部反复疼痛。慢性腰痛可见于多种疾病，其中最常见于腰肌劳损。腰肌劳损是指积累性外力等原因导致腰部的筋膜肌腱、韧带、皮下组织、肌肉等慢性损伤。慢性腰痛的典型表现为腰骶部一侧或两侧酸痛不适，时轻时重，缠绵难愈，腰部压痛，劳累后加剧，休息后减轻，气候变化或感受寒湿后加剧。

本病在中医学中属于"腰痛"范畴。病因病机为寒湿外侵，阻滞腰部气血运行，或跌仆损伤，气血瘀滞，或肾精亏虚，肾府失养。临床上常见3种证型。①寒湿证：腰部冷痛重着，活动转侧不利，阴雨天加重，休息后不减，舌苔白腻，脉迟缓。②瘀血证：腰部刺痛，固定不移，痛处拒按，夜间加重，舌质紫暗或有瘀斑，脉细涩。③肾虚证：腰部酸痛，绵绵不止，喜按喜揉，腰膝无力，劳累痛重，休息缓解，苔白，脉沉细。

【治疗选穴】

（1）主穴：肾俞、腰眼、关元俞、委中、承山、昆仑。

（2）分型配穴：寒湿证加腰阳关；瘀血证加膈俞、次髎、三阴交；肾虚证加三阴交。

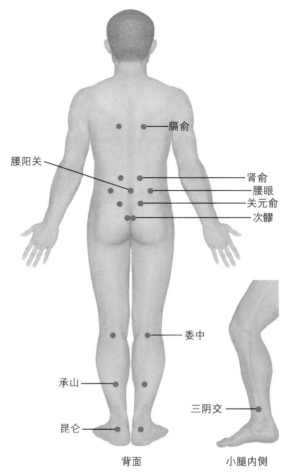

膈俞

腰阳关

肾俞

腰眼

关元俞

次髎

委中

承山

三阴交

昆仑

背面　　　　　　小腿内侧

图7-6　慢性腰痛（腰肌劳损）取穴

孟所长点评

（1）在腰椎两侧排罐是治疗本病的重点。

（2）疼痛初期患者宜休息，卧硬板床，缓解期宜加强功能锻炼。

（3）本病最明显的特点是患者腰椎X线摄片检查无异常改变，患者休息后，特别是早晨起床前疼痛反而加重。

（4）虽然本病病程较长，但患者只要坚持治疗，病情可以好转。

第七章　外科及骨伤科疾病

七、腰椎间盘突出、腰椎骨质增生

腰椎间盘突出是指腰椎间盘退行性病变或外伤后纤维环破裂，髓核突出，压迫神经根所导致的以腰痛及一系列神经根症状为特点的疾病。主要临床表现为腰痛和一侧下肢放射痛，由臀部开始，沿大腿后侧面向腘窝及足部放射。咳嗽、喷嚏和排便均可使腰痛和放射痛加剧，休息后减轻。腰肌紧张、痉挛，腰椎生理前凹减少、消失，或后突畸形。患侧棘突旁有局限性压痛。

腰椎骨质增生是指由于腰椎关节软骨发生退行性病变而引起的疾病。本病多发于40岁以上的体力劳动者。临床表现为腰部酸痛不适，晨起或久坐时酸痛明显，稍活动后症状减轻，但活动多时又加重，腰部有压痛点，腰部功能轻度受限。X线摄片检查提示腰椎骨质增生。

以上二病在中医学中属于"腰痛""骨痹"范畴。病因病机为寒湿侵袭，痹阻经脉；或跌打损伤，气血瘀滞；或肝肾不足，筋骨失养。

【治疗选穴】

（1）主穴：肾俞、志室、腰眼、关元俞、承扶、殷门、委中、承山、昆仑。

（2）髋关节周围及下肢外、后侧轮流排罐。

134

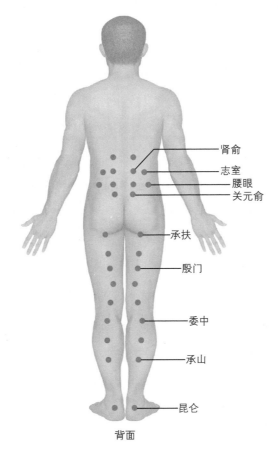

肾俞

志室

腰眼

关元俞

承扶

殷门

委中

承山

昆仑

背面

图7-7 腰椎间盘突出、腰椎骨质增生取穴

孟所长点评

（1）在腰椎两侧和坐骨神经疼痛部位上下排罐（即疼痛的髋关节周围及下肢的外、后侧排罐）是治疗本病的重点。

（2）本病患者在治疗时需要20~30个罐。本病治疗周期较长，需治疗3~5个月。

（3）本病患者在急性期应卧硬板床休息，同时应注意保暖。

（4）本病患者坚持治疗，病情可以好转。

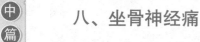

八、坐骨神经痛

坐骨神经痛为沿坐骨神经通络及其分布区域的放射性疼痛。本病患者男性多于女性。根据病损部位不同可分为根性和干性2种。神经根受压迫而引起疼痛者为根性坐骨神经痛，根性坐骨神经痛临床上最为常见，典型症状为疼痛自腰部向一侧臀部及大腿后侧、腘窝、小腿后外侧和足外侧放射，呈烧灼样疼痛，夜间较重，咳嗽、打喷嚏、弯腰或震动时疼痛加剧。神经干因炎症等而引起疼痛者为干性坐骨神经痛，表现为患侧下肢沿坐骨神经干有明显的放射痛和压痛点。

本病在中医学中属于"痹证"范畴。病因病机为外感寒湿，痹阻经络或闪挫劳损，气血瘀滞，肢体筋脉拘急、失养而致病。临床上常见2种证型。①寒湿留着证：腰腿剧痛，屈伸不利，遇寒加剧，得暖减轻，苔白腻，脉沉。②瘀血阻滞证：腰腿久痛不愈，或有腰部外伤史，疼痛如针刺、刀割，转侧不利，入夜痛重，舌紫暗有瘀斑，脉细涩。

【治疗选穴】

（1）主穴：秩边、阳陵泉、丰隆、环跳、风市、悬钟、承扶、殷门、委中、飞扬、承山、昆仑、涌泉。

（2）下肢外侧和后侧排罐。

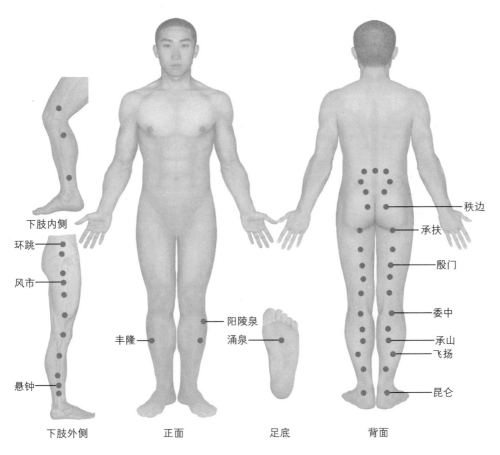

下肢内侧

环跳

风市

悬钟

下肢外侧

丰隆

阳陵泉

涌泉

足底

正面

秩边

承扶

殷门

委中

承山

飞扬

昆仑

背面

图7-8　坐骨神经痛取穴

孟所长点评

（1）本病多数为腰椎间盘突出、膨出、增生、椎管狭窄压迫所致。其点评内容同腰椎间盘突出、腰椎骨质增生。

（2）在下肢患侧拔罐是治疗本病的重点。

（3）本病患者若坚持治疗，病情可以好转。

九、类风湿关节炎

类风湿关节炎是一种以关节病变为主的慢性全身性疾病。本病患者女性多于男性。本病起病缓慢、隐匿，患者多先有疲倦乏力、手足麻木刺痛、低热、食欲不振等前驱症状，随后出现对称性手足小关节炎，晨起僵直乃至红肿热痛，以后发展可累及大关节及脊柱，关节活动受限，疾病后期关节严重畸形。部分严重病例可有皮下结节，多见于尺骨鹰嘴突、前臂伸侧皮下。

本病在中医学中属于"痹证"范畴。病因病机为风寒湿侵袭人体，久则痰浊内生，痰瘀痹阻。临床上常见2种证型。①风寒湿痹证：关节肿胀疼痛，屈伸不利，得寒加剧，遇温痛减，形寒怕冷，舌淡有齿痕，苔白腻，脉濡细。②痰瘀痹阻证：痹证日久，关节梭形肿胀，屈伸不利，关节周围肌肉僵硬，面色晦滞，舌质暗红有瘀点，苔白腻，脉细涩。

【治疗选穴】

（1）主穴：中脘、神阙、劳宫、涌泉、阿是穴。

（2）在风池、大椎及沿华佗夹脊排罐。

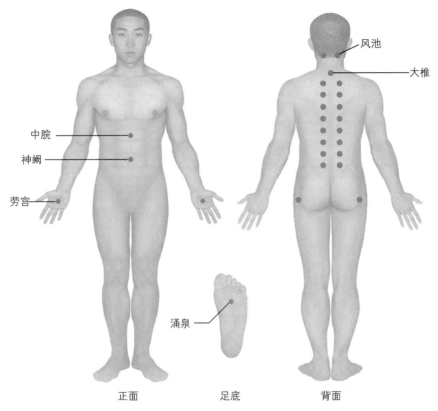

中脘

神阙

劳宫

涌泉

风池

大椎

正面　　　　　　足底　　　　　　背面

图7-9　类风湿关节炎取穴

孟 所 长 点 评

（1）在阿是穴及后背排罐是治疗本病的重点。

（2）因本病是全身性自身免疫性疾病，所以配合服用参芝胶囊提高免疫力是关键。

（3）治疗手、足关节疼痛的关键是在手心、脚心部位拔罐，并在手指、脚趾上涂抹孟氏牌抑菌液，每日多次。

（4）本病患者应注意保暖，忌用凉水。慎用激素药物，避免产生药物依赖和不良反应。

（5）本病较顽固，患者若坚持治疗，病情可以好转。

十、膝关节疼痛

膝关节疼痛属于中医学的"痹证"范畴。病因病机为素体虚弱，卫外不固，久居严寒之地或野外露宿，睡卧当风，或居处潮湿，水中作业等，以致于风寒湿热之邪深入筋骨血脉而致病。痹证日久，痰瘀互结而致关节肿胀畸形。临床上常见3种证型。①风寒湿痹证：膝关节疼痛、重着，遇寒冷潮湿加重，得热缓解，日轻夜重，屈伸不利，痛处不红不热，或有肿胀，舌淡苔白，脉弦紧。②风湿热痹证：膝关节疼痛拘急，焮红肿胀，日轻夜重，多伴有发热口渴、心烦等症状，舌红苔黄，脉滑数。③痰瘀痹阻证：日久不愈，膝关节肿大变形，屈伸不利，肌肉瘦削僵硬，面色晦暗，舌暗红有瘀斑，脉细涩。

膝关节疼痛常见于风湿性关节炎、类风湿关节炎、骨性关节炎、良性关节痛、髌骨软化症、膝关节滑膜炎、关节积液等。

【治疗选穴】

（1）主穴：梁丘、外膝眼、阳陵泉、阿是穴。

（2）分型配穴：风湿重加足三里；风热重加大椎、曲池；痰瘀重加足三里、丰隆。

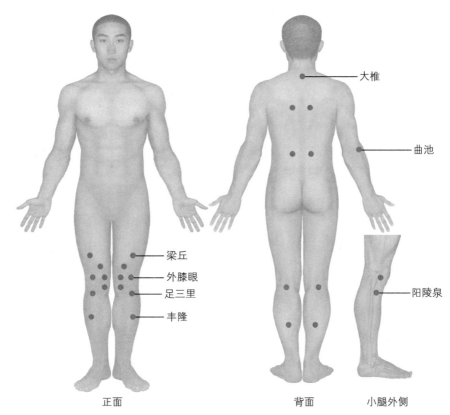

图7-10　膝关节疼痛取穴

正面　　　　　背面　　　小腿外侧

大椎

曲池

阳陵泉

梁丘

外膝眼

足三里

丰隆

孟所长点评

（1）在膝关节周围拔罐是治疗本病的重点。

（2）风湿性关节炎引起的膝关节疼痛患者坚持拔罐，病情可以好转；对于轻度膝关节骨质增生引起的膝关节疼痛，拔罐治疗效果也很好；对于重度膝关节骨质增生（关节变形者）引起的膝关节疼痛，拔罐只能改善部分症状，难以治愈疾病。

（3）膝关节滑膜炎、关节积液、膝关节后腘窝囊肿者直接采用孟氏中药拔罐疗法治疗，患者若坚持治疗，病情可以好转。

（4）外伤导致的膝关节疼痛用孟氏中药拔罐疗法治疗，效果也非常显著。

（5）患者在治疗期间要注意防寒保暖，可适当运动。

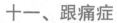
十一、跟痛症

跟痛症是指跟骨跖面由于急性或慢性损伤所引起的以疼痛为主的病证。本病多发生于中老年人。跟痛症的病因较复杂，其中最常见的是跟骨结节部前缘骨质增生。本病一般起病缓慢，多为一侧发病，患者自觉开始行走或跳动时疼痛加剧，活动片刻后疼痛稍减，但行走或站立过久后疼痛又加重。足跟部局部有压痛，有时可触及骨性隆起。

本病在中医学中多从"痹证""肾虚"论治。病因病机为年老肾气亏虚，跟骨失养而发生疼痛；或因风寒湿邪侵袭，致气血痹阻而疼痛。临床上常见2种证型。①肝肾亏虚证：足跟隐痛，劳则加剧，休息后缓解，腰膝酸软，头晕目眩，耳鸣耳聋，舌淡苔白，脉沉弱。②寒湿痹阻证：足跟疼痛，遇寒加重，得热缓解，肢体困重，苔白腻，脉沉。

【治疗选穴】

（1）主穴：昆仑、申脉、仆参、照海、解溪、太溪、水泉、涌泉、失眠。

（2）分型配穴：肝肾亏虚证加肾俞、三阴交；寒湿痹阻证加阳陵泉、丰隆。

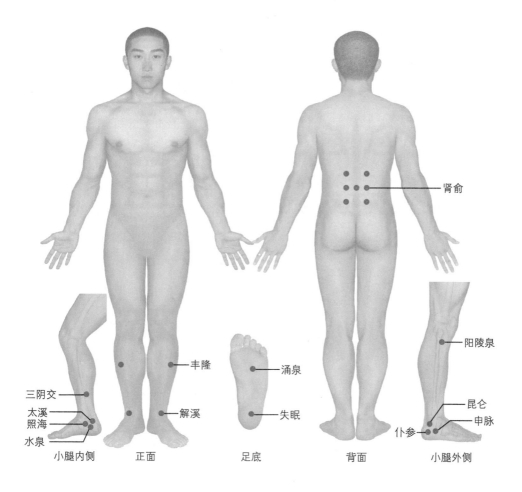

丰隆

涌泉

三阴交

太溪
照海

解溪

失眠

阳陵泉

昆仑
申脉
仆参

水泉

肾俞

小腿内侧　　　正面　　　　足底　　　　背面　　　小腿外侧

图7-11　跟痛症取穴

孟所长点评

（1）在足跟底部及足跟两侧拔罐是治疗本病的重点。

（2）足底部皮肤较硬者可先用温水泡脚或涂抹密封油，使用3号、4号孟氏中药拔罐罐具。

（3）本病患者若坚持治疗，病情可以好转。

十二、痔疮

痔疮是直肠末端黏膜下或肛管皮下的静脉丛扩大、曲张所形成的柔软静脉团。本病多见于20岁以上的成年人。根据痔疮发生的部位不同，本病分为内痔、外痔和混合痔。内痔发生于肛管齿状线以上的直肠末端黏膜下，主要症状是便血和痔核脱出。大便出血颜色鲜红，点滴不已或一线如注。初期痔核很小而柔软，无痛，大便不时脱出肛门外；继则痔核较大、隆起，便后痔核脱出肛外，甚至行走、站立、咳嗽、喷嚏时也会脱出，但能自行或用手辅助还纳，当痔核脱出而嵌顿时，可出现剧烈疼痛。外痔发生于肛管齿状线以下，主要症状是肛门坠胀、异物感和疼痛，有时有瘙痒。混合痔兼有内痔和外痔的症状。

本病在中医学中属于"痔疮"范畴。病因病机多为嗜食辛辣刺激之品，或久坐湿地，久泻久痢，长期便秘等，致使湿热内结，脉络受阻，浊气瘀血结滞不散，筋脉懈纵而发病。

【治疗选穴】

选穴：百会、神阙、关元、中极、肾俞、大肠俞、足三里、承山。

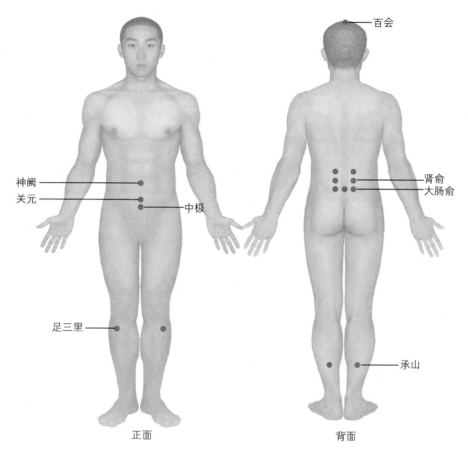

神阙
关元
中极
足三里
正面

百会
肾俞
大肠俞
承山
背面

图7-12　痔疮取穴

孟所长点评

（1）在肚脐（神阙穴）周围及腰椎两侧拔罐是治疗本病的重点。

（2）在患处涂抹孟氏牌抑菌液是关键，每日涂抹1～2次。

（3）配合按摩头顶部百会穴，每日按摩2次，每次50～100下，效果更显著。

（4）患者勿吃辣椒等易上火之物，注意多运动。

（5）本病患者若坚持治疗，病情可以好转。

十三、脱肛

脱肛是指肛管直肠黏膜、直肠壁全层和部分乙状结肠向下移位、脱出肛门之外的疾病，又称直肠脱垂。本病多见于小儿和老人。早期大便时直肠黏膜脱出，便后自行回纳；以后肿物脱出渐频，体积增大，便后需用手托回肛门内；日久直肠全层或部分乙状结肠脱出，不易还纳，重者在咳嗽、打喷嚏、下蹲、负重时直肠全层或部分乙状结肠均可脱出，患者平时常有大便不净或大便不畅的感觉。

本病在中医学中属于"脱肛"范畴。病因病机为素体虚弱、劳力耗气、产育过多、大病久病致气虚失摄，也可因恣食辛辣醇酒刺激之品，致使湿热内生，下注肠道发生脱肛。临床上常见3种证型。①中气下陷证：便后脱肛，或在咳嗽、打喷嚏、久立、行走时肛门脱出，伴疲乏无力，食欲不振，大便溏薄，舌淡有齿痕，脉弱。②脾肾两虚证：直肠滑脱不收，肛门下坠，腰膝酸软，夜尿频多，腹胀便溏，舌淡苔白，脉沉弱。③湿热下注证：直肠脱出，肛门灼热，面赤身热，口干口臭，腹胀便干，小便短赤，舌红苔黄腻，脉濡数。

【治疗选穴】

（1）主穴：百会、神阙、气海、关元、足三里。

（2）后背排罐。

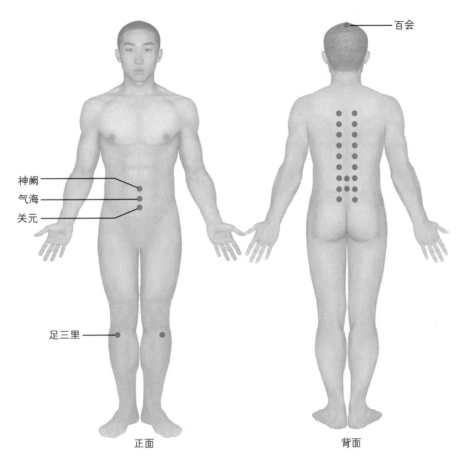

神阙

气海

关元

足三里

百会

正面

背面

图7-13 脱肛取穴

孟所长点评

（1）在后背排罐、肚脐（神阙穴）及肚脐四周拔罐是治疗本病的重点。

（2）配合按摩头顶百会穴，每日2次，每次50～100下，效果更显著。

（3）脱肛上提后，用孟氏牌抑菌液涂抹，每日1～2次。

（4）本病患者若坚持治疗，病情可以好转。

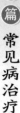
十四、强直性脊柱炎

强直性脊柱炎是一个累及脊柱的慢性自身免疫性疾病。本病病因尚未完全明确，可能与遗传因素和免疫反应有关。本病起病缓慢而隐匿，早期症状为腰痛，继而出现背部僵直感，疼痛在静止时加重，经活动可以明显减轻，最终因脊柱病变而出现驼背、颈强等畸形。部分患者首先出现下肢的髋、膝、踝关节炎症症状，脊柱特别是腰部脊柱活动障碍。

本病在中医学中属于"痹证"范畴。病因病机为风寒湿邪外侵，痹阻筋骨，或肝肾亏损，筋骨失养，或跌仆损伤，气血瘀滞。

【治疗选穴】

（1）取阿是穴。

（1）后背排罐。

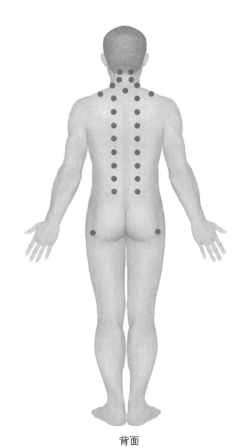

背面

图7-14 强直性脊柱炎取穴

孟所长点评

（1）后背排罐和哪疼拔哪是治疗本病的重点。

（2）配合服用参芝胶囊以提高免疫力是关键。

（3）本病治疗难度较大，应多罐治病，一般需要30～40个罐。孟氏牌抑菌液用量要大，每月2～3瓶，坚持治疗半年或1年以上，能有效控制病情。治疗过程中慎用激素，已用激素的患者若坚持采用孟氏中药拔罐疗法进行治疗，也能逐渐减少激素的用量。

（4）本病致残率较高，甚至会导致患者生活不能自理。患者一定要坚持拔罐，并注意防寒保暖，适当进行户外活动。

第七章 外科及骨伤科疾病

十五、股骨头坏死

股骨头坏死是指股骨头的缺血性坏死。其病因总体可分为2类，一类为创伤性因素，如股骨颈骨折、髋关节外伤性脱位及股骨头骨折等；一类为非创伤性因素，如长期或大量应用糖皮质激素、酒精中毒、减压病、镰状细胞贫血等。非创伤性股骨头坏死多见于中年男性。早期症状不明显，典型体征为腹股沟区深部压痛，4字试验阳性，并有内收肌压痛，髋关节内旋、屈曲、外旋活动受限。X线摄片检查具有诊断价值。

本病在中医学中属于"痹证"范畴。病因病机为风寒湿热之邪侵袭人体，痹阻筋骨而致，病久则气滞血瘀，湿瘀内生而造成痰瘀痹阻，导致关节畸形。

【治疗选穴】

（1）主穴：以阿是穴为主，在髋关节周围拔罐，上至腰部，下至大腿外侧及后侧。

（2）配穴：肾俞、环跳、承扶、殷门、委中、承山。

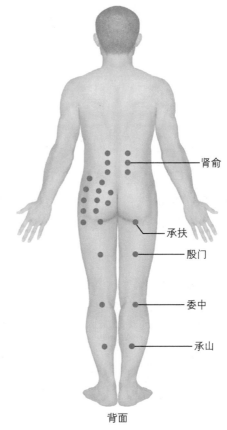

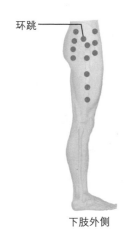

下肢外侧

背面

图7-15 股骨头坏死取穴

孟所长点评

（1）在髋关节周围，上至腰部，下至大腿外侧及后侧排罐是治疗本病的重点。

（2）本病治疗难度较大，要多罐治疗，一般需要30~40个罐。孟氏牌抑菌液的用量要多，每月2~3瓶，坚持治疗半年或1年以上，能有效控制病情。

（3）本病患者怕累、怕冷，忌喝酒，应适当运动。

（4）本病患者需适当补充钙元素。

十六、下肢静脉曲张

静脉曲张是指以皮下浅表静脉发生扩张、延长、弯曲成团状为主要表现的病变。临床上本病常分为单纯性下肢静脉曲张和原发性下肢深静脉瓣膜功能不全2种类型。单纯性下肢静脉曲张系指病变范围仅位于下肢浅静脉者，疾病初期表现为浅静脉的酸胀不适和疼痛感觉，站立时明显，行走时或平卧时消失，重则出现静脉曲张及局部轻度肿胀和足靴区皮肤的营养障碍性改变，包括皮肤萎缩、脱屑、瘙痒、色素沉着、皮肤和皮下组织硬结，甚至湿疹和溃疡形成。原发性下肢深静脉瓣膜功能不全初期症状不明显，以后逐渐出现久站时小腿部胀痛和肿胀，浅静脉曲张，足靴区出现营养障碍性改变等。

本病在中医学中属于"筋瘤"范畴。病因病机为风寒湿侵袭，或久立运行，或跌仆损伤，致局部络脉气血瘀滞而形成本病。

【治疗选穴】

（1）在静脉曲张的部位和周围直接采用孟氏中药拔罐疗法进行治疗。

（2）加足三里、三阴交、承山、涌泉。

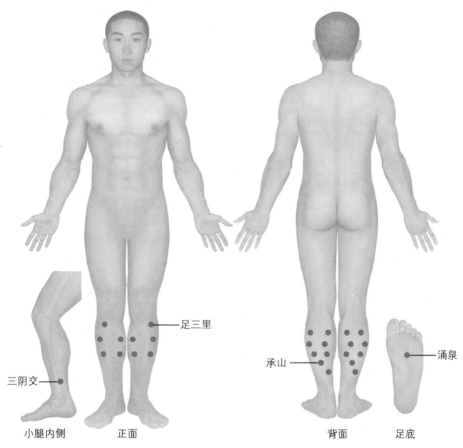

足三里

三阴交

承山

涌泉

小腿内侧　　　　正面　　　　　　　　　背面　　　足底

图7-16　下肢静脉曲张取穴

孟所长点评

（1）在患处及周围直接拔罐是治疗本病的重点。

（2）在静脉曲张的部位及其周围直接涂抹孟氏牌抑菌液是关键，每日2~3次。

（3）对于静脉曲张伴有静脉炎的患者，一定要在皮肤颜色变黑或变深部位多涂孟氏牌抑菌液，每日涂多次。

（4）本病患者若坚持治疗，病情可以好转。

十七、血栓闭塞性脉管炎

血栓闭塞性脉管炎是周围中、小动静脉的一种进展缓慢的周期性、节段性、慢性炎症病变。本病多发于男性青壮年。临床表现分为3期。①局部缺血期：患肢酸痛、沉重麻木，发凉怕冷，小腿有抽痛感，常伴间歇性跛行，行走时小腿突然疼痛，肌肉抽搐，迫使患者跛行或停止行走，经休息后疼痛逐渐消失，但行走后又发作。足背动脉搏动减弱或消失，局部皮肤苍白、冰冷干燥。②营养障碍期：患肢疼痛呈持续性，夜间加重，患者往往抱膝而坐，或患肢悬垂在床边不能入睡。足部及小腿皮肤苍白、干冷，肌肉萎缩。趾甲增厚或脆裂，足背动脉搏动减弱或消失。③坏死期：患肢发生干性坏疽，常始于足拇指尖端，逐渐延及其他足趾，留下残端溃疡，如感染则可成为湿性坏疽。

本病在中医学中属于"脱疽"范畴。病因病机为寒邪侵袭血脉，寒凝血瘀，或脾虚生湿酿痰，久则湿邪化热，甚则热毒炽盛，瘀阻经脉，使血脉滞而不通致病。

【治疗选穴】

选穴：膻中、关元、血海、足三里、三阴交、委中、承山、涌泉。

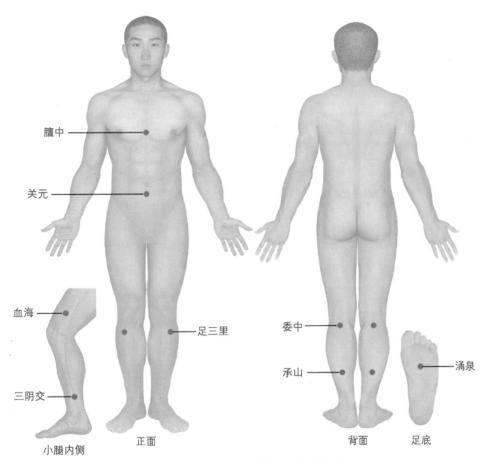

膻中

关元

血海

足三里

三阴交

小腿内侧

正面

委中

承山

涌泉

背面

足底

图7-17 血栓闭塞性脉管炎取穴

孟所长点评

（1）在患处直接拔罐、涂抹孟氏牌抑菌液是治疗本病的重点。

（2）配合服用脂欣康胶囊以改善动脉硬化和供血不足是关键。

（3）本病治疗难度较大，患者一定要坚持治疗，同时注意保暖、戒烟。

（4）本病患者若坚持治疗，病情可以好转。

十八、阑尾炎

阑尾炎是外科常见病之一，包括急性阑尾炎和慢性阑尾炎2种。急性阑尾炎多见于青壮年。急性阑尾炎的主要症状为转移性右下腹疼痛。发病初期，在上腹部或脐周围突发持续性疼痛，阵发性加剧，数小时至十几小时后转移至右下腹部，伴有恶心、呕吐、腹泻或便秘。右下腹肌紧张，有明显的压痛、反跳痛等腹膜刺激征。下肢阑尾穴或上巨虚穴处有压痛感。慢性阑尾炎主要表现为右下腹间歇性轻度疼痛，右下腹局限性压痛。

本病在中医学中属于"肠痈"范畴。病因病机为饮食不节，寒温不适，情志失调，肠道蛔虫等，影响胃肠的正常活动及气血运行，导致气滞血瘀、湿热内蕴、血败肉腐而成肠痈。

【治疗选穴】

（1）主穴：直接在疼痛部位拔罐。

（2）分型配穴：天枢、足三里、阑尾穴、上巨虚（急、慢性阑尾炎均可使用）。

（3）下背部排罐。

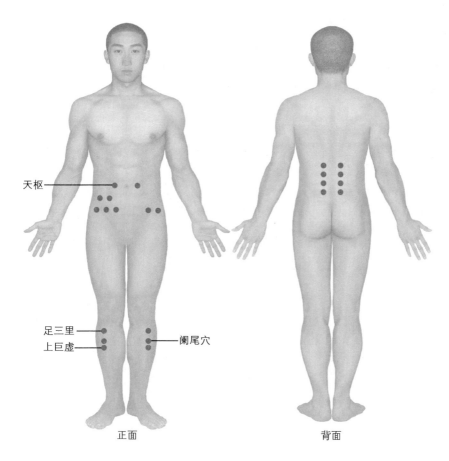

天枢

足三里
上巨虚

阑尾穴

正面

背面

图7-18　阑尾炎取穴

孟所长点评

（1）在疼痛处直接拔罐是治疗本病的重点。

（2）急性阑尾炎症状严重者应及时去医院就诊。

（3）慢性阑尾炎患者若坚持治疗，病情可以好转。

十九、急性乳腺炎

急性乳腺炎是指乳腺的急性化脓性炎症，常见于产后3~4周的初产妇。临床可分3期。①乳汁瘀积期：有畏寒、发热、继而乳腺肿痛，出现界限不清的肿块，明显触痛，表皮微红等。②浸润期：有寒战高热，乳腺疼痛加剧，红肿发热，有波动感。③脓肿期：炎症局部形成脓肿。

本病在中医学中属于"乳痈"范畴。病因病机为忧思郁怒，或过食肥甘，胃热壅滞，而致气血凝滞，蕴热腐肉为脓。临床上常见3种证型。①肝气郁结证：乳房肿胀触痛，皮肤微红，可触及肿块，伴胸闷胁痛，舌苔薄白，脉弦。②胃热蕴结证：乳房红肿疼痛，局部肿硬，乳汁排泄不畅，伴烦渴，胸闷呕恶，大便秘结，舌红，苔薄黄，脉滑数。③毒盛酿脓证：乳房肿块增大，红肿疼痛，伴寒战高热、烦渴，肿块中央渐软，有波动感，舌红苔黄腻，脉弦滑数。

【治疗选穴】

（1）主穴：肝气郁结证选期门、天池、肩井、内关；胃热蕴结证选天突、膻中、大椎、足三里；毒盛酿脓证选乳根、天宗、肩贞、曲池。

（2）上背部排罐。

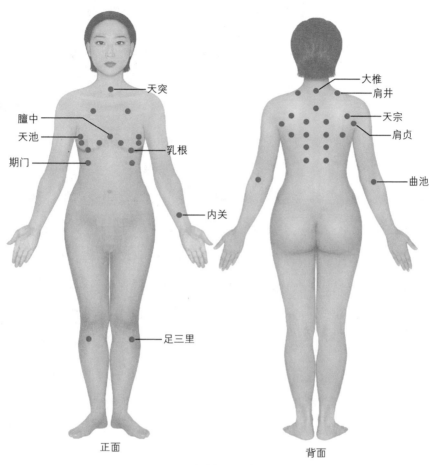

图7-19　急性乳腺炎取穴

孟所长点评

（1）直接在乳房周围和背部上方排罐是治疗本病的重点。

（2）治疗本病常用2号和3号罐。

（3）本病患者若坚持治疗，病情可以好转。

二十、乳腺小叶增生症

乳腺小叶增生症是指乳腺小叶实质发生非炎症性的散在的结节样良性增生性病变。本病多见于中青年女性。主要临床表现是乳房胀痛和乳房肿块。胀痛具有周期性，常发生或加重于月经前期，胀痛轻者不为患者所注意，重者则影响工作和生活。肿块常为多发性，可见于一侧或双侧，可局限于乳房一部分或分散于整个乳房；肿块呈结节状，大小不一，质韧而不硬，与皮肤和深部组织之间并无粘连，因此可被推动，但与周围组织的分界不清；肿块于月经前增大，经后缩小。腋窝淋巴结不肿大。少数患者乳头溢液，溢液呈黄绿色、棕色或血性溢液，偶为无色浆液。

本病在中医学中属于"乳癖"范畴。病因病机为思虑过度，肝气郁结，气滞血瘀，乳络闭塞而致病，或因久病体虚，房劳不节，肝肾阴血亏损，经络失养而成疾。

【治疗选穴】

（1）主穴：乳房周围、乳根部位，加膻中、肩井、天宗、肝俞、内关、阳陵泉、太溪。

（2）乳房对应背部排罐。

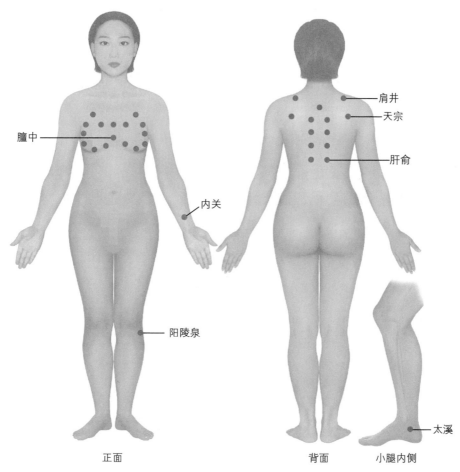

膻中

内关

阳陵泉

肩井

天宗

肝俞

太溪

正面　　　　　　　　　背面　　　小腿内侧

图7-20　乳腺小叶增生症取穴

孟所长点评

（1）直接在乳房周围和背部上方排罐是治疗本病的重点。

（2）要注意将本病与乳腺恶性肿瘤进行鉴别，必要时进行病理学检查以明确诊断。

（3）本病患者若坚持治疗，病情可以好转。

二十一、手术后肠粘连

手术后肠粘连是一种腹腔手术后继发的病症之一，在临床上较常见。轻症肠粘连的临床表现为腹胀、腹痛、便秘、恶心呕吐、食欲不振。肠梗阻时则出现阵发性腹部绞痛、恶心呕吐、腹胀，肛门排便、排气停止。腹部查体可见肠型及蠕动波，肠鸣音亢进，有气过水声。

本病在中医学中属于"腹痛""呕吐"范畴。病因病机为手术损伤，脏腑气机阻滞，腑气不通。

【治疗选穴】

选穴：中脘、天枢、气海、关元、胃俞、肾俞、大肠俞、足三里。

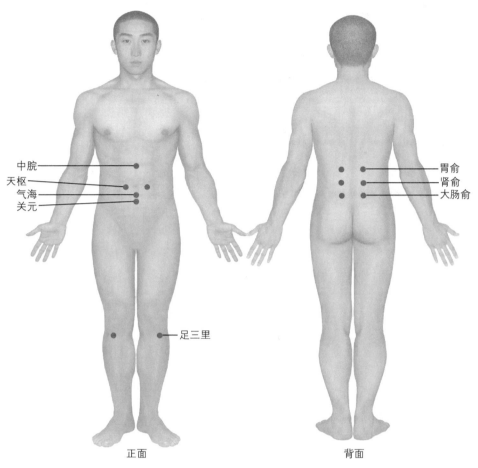

中脘
天枢
气海
关元

足三里

胃俞
肾俞
大肠俞

正面

背面

图7-21　手术后肠粘连取穴

孟所长点评

（1）在疼痛部位及其周围拔罐是治疗本病的重点。

（2）手术刀口瘢痕处以涂孟氏牌抑菌液为主，宜少拔罐或不拔罐。

（3）本病患者若坚持治疗，病情可以好转。

二十二、肋软骨炎

肋软骨炎是一种肋软骨慢性非特异性炎症。本病常见于青壮年，尤其多见于20岁左右的女性。临床表现多为突然起病，于胸前2～4肋软骨处发生肿胀疼痛，时轻时重，呈隐痛或刺痛，局部肿胀不消，常为单侧发病，也有双侧同时受累者。深呼吸、咳嗽、打喷嚏时局部疼痛加重，偶可放射至整个胸部和腰背部，肋软骨处可触及痛性硬块，边界清楚，局部温度可升高。

本病在中医学中属于"胸痛"范畴。病因病机为风寒外邪，侵袭胸络，气血痹阻，或跌仆损伤，气血瘀滞。临床上常见2种证型。①风寒外袭证：前胸肋软骨处肿胀隐痛，固定不移，得热缓解，遇寒加剧，舌苔薄白，脉弦紧。②气血瘀滞证：前胸肋软骨隐痛或刺痛，局部肿胀隆起，压之疼痛加剧，舌苔白，脉弦细。

【治疗选穴】

（1）主穴：在疼痛部位取阿是穴。

（2）配穴：膻中、支沟、合谷、足三里。

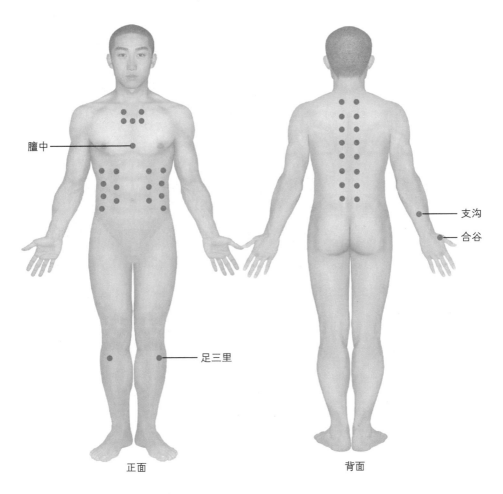

膻中

支沟

合谷

足三里

正面　　　　　　　　　　　　背面

图7-22　肋软骨炎取穴

孟所长点评

（1）在阿是穴和后背排罐是治疗本病的重点。

（2）在肋间隙处拔罐时力度不要过大，在患处宜多涂孟氏牌抑菌液。

（3）本病患者若坚持治疗，病情可以好转。

二十三、尿路结石

尿路结石又称尿石症，是最常见的泌尿外科疾病之一，可分为上尿路结石（即肾结石、输尿管结石）和下尿路结石（即膀胱结石和尿道结石）。肾结石表现为疼痛与血尿相继出现，且与体力活动有关。疼痛可以是钝痛、隐痛及绞痛，疼痛从腰部开始沿输尿管向下放射至膀胱，呈阵发性；血尿较轻，结石梗阻时可引起肾积水，有肾区叩击痛。输尿管结石表现为腰痛剧烈难忍，阵发性发作，向会阴部放射；绞痛发作后多有肉眼血尿。膀胱结石以排尿困难、血尿、排尿疼痛为特点。尿道结石表现为排尿时尿道疼痛，排尿不畅，点滴状排尿，甚则尿潴留，有时用力排尿可将结石排出。

本病在中医学中属于"石淋""砂淋"范畴。病因病机为饮食不节，嗜食辛辣，或下阴不洁，秽浊之邪侵入膀胱，酿湿生热，湿热煎熬尿中杂质而成砂石，发为石淋。

【治疗选穴】

（1）肾及输尿管上端结石：天枢、气海、三焦俞、京门、肾俞。

（2）输尿管中下段、膀胱及尿道结石：中极、水道、肾俞、膀胱俞、次髎。

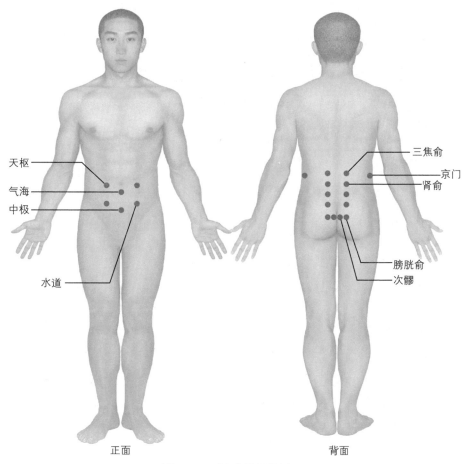

天枢

气海

中极

水道

三焦俞

京门

肾俞

膀胱俞

次髎

正面

背面

图7-23 尿路结石取穴

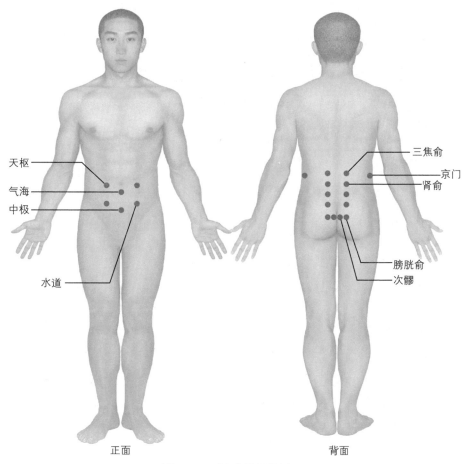

孟所长点评

（1）直接在小腹部和腰椎两侧排罐是治疗本病的重点。

（2）结石大于1 cm者应激光碎石后再拔罐治疗，效果会更好。

（3）症状严重者应去医院诊治。

（4）本病患者若坚持综合治疗，病情可以好转。

第八章
妇科疾病

一、痛经

痛经是指女性在月经期间或行经前后，出现下腹部及腰部疼痛，甚则剧痛难忍，随着月经周期持续发作的病证。痛经有原发和继发之分。原发性痛经多见于未婚女性；继发性痛经多见于已婚女性，患者具有原发痛经的症状且伴有原发性疾病的病史。

本病在临床上常见3种证型。①气滞血瘀证：经前或经期小腹胀痛拒按，血色紫暗有血块，块下痛减，胸胁乳房作胀，舌质紫暗，或有瘀点，脉涩。②寒湿凝滞证：经前或经行小腹冷痛，得温痛减，月经延后，苔白腻，脉沉迟。③气血虚弱证：经期或经后小腹疼痛，隐痛喜按，月经量少，色淡质稀，面色苍白无华，神疲倦怠，心悸失眠，苔薄白，脉细弱。

【治疗选穴】

（1）主穴：水道、关元、足三里、三阴交。

（2）分型配穴：气滞血瘀证加天枢、气海；寒湿凝滞证加中极、大椎、肾俞；气血虚弱证加气海、气海俞、关元俞、足三里。

（3）下背部排罐。

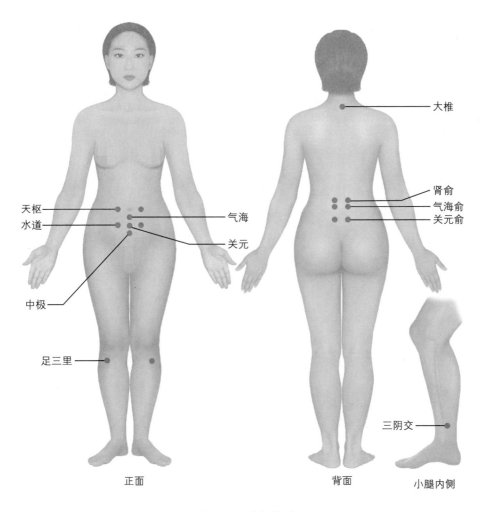

天枢
水道
中极
足三里

气海
关元

正面

大椎

肾俞
气海俞
关元俞

背面

三阴交

小腿内侧

图8-1 痛经取穴

孟所长点评

（1）在小腹部和腰椎两侧排罐是治疗本病的重点。

（2）经期和非经期要连续使用孟氏中药拔罐疗法进行治疗。本病患者需避免受凉、受冷。

（3）本病患者连续治疗3～5个月，病情可以好转。

二、闭经

凡女子超过16周岁仍未来月经，或月经周期建立后，又突然中断6个月以上者（妊娠期与哺乳期、老年绝经期除外）谓之闭经。

本病在中医学中属于"闭经"范畴。病因病机为先天禀赋不足，后天脾胃失养，肝气郁结，外感寒邪而血虚、气滞、血瘀、寒凝致冲任受阻从而闭经。临床上常见6种证型。①肾阴不足证：月经初潮较晚，月经量少，色淡红，渐至闭经，形体消瘦，手足心热，甚则潮热盗汗，心烦少寐，舌红少苔，脉细数。②肾阳不足证：月经初潮来迟，或月经后期量少，渐至闭经，头晕耳鸣，腰膝冷痛，畏寒肢冷，夜尿频多，舌淡苔白，脉沉细。③气血两亏证：月经后期，量少色淡，渐至闭经，面色无华，心悸怔忡，神疲气短，唇甲色淡，脉细弱。④气滞血瘀证：月经闭止，胸胁、小腹胀痛拒按，精神抑郁，烦躁易怒，舌质暗红有瘀点，脉细涩。⑤寒凝胞宫证：月经闭止，腰膝冷痛，畏寒喜暖，带下稀白，舌苔白，脉沉迟。⑥痰湿阻滞证：经行延后，渐至闭止，带下量多色白，形体肥胖，胸脘满闷，头昏目眩，口黏痰多，苔白腻，脉滑。

【治疗选穴】

（1）主穴：中脘、关元、归来、血海、足三里、三阴交。

（2）分型配穴：肾阴不足证加肾俞、气海；肾阳不足证加肾俞、气海；气血两亏证加脾俞、气海；气滞血瘀证加肝俞；寒凝胞宫证加大椎；痰湿阻滞证加身柱、脾俞、丰隆。

（3）背部排罐。

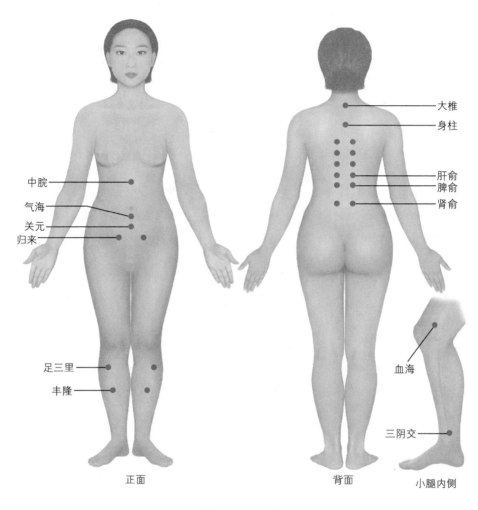

中脘

气海

关元

归来

足三里

丰隆

正面

大椎

身柱

肝俞

脾俞

肾俞

血海

三阴交

背面

小腿内侧

图8-2 闭经取穴

孟所长点评

（1）在下腹部拔罐和后背排罐是治疗本病的重点。

（2）本病患者忌生气、着急、劳累。

（3）本病患者若坚持治疗3～5个月，病情可以好转。

三、月经不调

月经不调是指月经的期、量、色、质发生改变。临床上常见周期紊乱，经期长短不一，经量多少不一。月经周期常缩短，或经前点滴出血；月经周期正常而经期延长；月经周期第12～16天阴道出血，持续数小时至数天，伴有一侧下腹部疼痛。

经行先期多因忧思郁结，气郁化火或热蕴胞宫，经行后期每因寒邪留滞或阳虚不能温煦冲任，经行先后无定期或因肝郁气滞，或因肝肾亏损，均致冲任失调，血海蓄溢无常。临床上常见3种证型。①经行先期：月经先期而至，量多色红，烦热面赤，心烦易怒，渴喜冷饮，舌红苔黄，脉细数或弦数。②经行后期：月经延期而至，量少色淡，面色苍白，畏寒，舌质淡，苔白，脉濡缓或迟。③月经先后无定期：月经先后无定时，肝郁者伴胸胁胀满，行经前后小腹胀痛，经色暗红，脉弦涩，肾虚者伴腰膝酸软，月经量多少不一，色淡，脉弱。

【治疗选穴】

（1）主穴：关元、水道、三阴交。

（2）分型配穴：经行先期加次髎；经行后期加脾俞、气海；经行先后无定期，肝郁者加肝俞、太冲，肾虚加肾俞、命门。

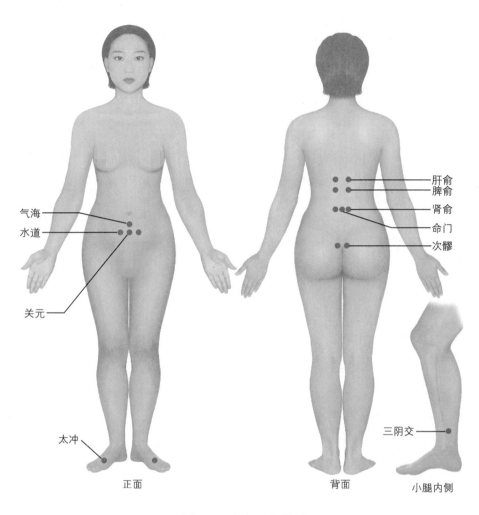

气海
水道
关元
太冲
正面

肝俞
脾俞
肾俞
命门
次髎
背面

三阴交
小腿内侧

图8-3 月经不调取穴

孟所长点评

（1）在下腹部拔罐和后背排罐是治疗本病的重点。

（2）本病患者若坚持治疗3~5个月，病情可以好转。

四、带下病

妇女阴道内带下量增多或减少，或色、质、气味异常并伴局部或全身症状者即为带下病。临床上根据带下的颜色分为白带、黄带和赤带3种。白带的病因病机是饮食劳倦损伤脾阳，湿浊内生。常见的证型是脾虚湿盛证，症见带下色白量多，质黏稠，味腥，面色㿠白，神疲肢冷，腹胀便溏，舌淡苔白腻，脉缓弱。黄带的病因病机是饮食失节，湿热内生下注，或外阴不洁，湿毒内侵。常见的证型是湿热下注证，症见带下色黄，量多质稠，有异臭味，或伴阴痒，胸闷纳呆，小便黄涩，舌红苔黄腻，脉濡数。赤带的病因病机是忧思伤及心脾，气虚失摄，或因湿热下注，湿毒外侵，热邪灼伤冲任。赤带在临床上常见2种证型。①心脾气虚证：带下色白夹血丝，或带下淡红色，量多、质稀、无臭，神疲乏力，纳少便溏，苔白，脉沉缓。②湿热下注证：赤带淋漓或黄赤夹杂，质稠气臭，阴部瘙痒，口苦口渴，尿黄便干，舌红苔黄腻，脉滑数。

本病可见于现代医学的阴道炎、宫颈炎、盆腔炎等疾病。

【治疗选穴】

（1）主穴：气海、血海、足三里、三阴交。

（2）分型配穴：黄带加中极、次髎；赤带属心脾气虚证者加关元、气海俞，属湿热下注证者加中极、次髎。

（3）后背排罐。

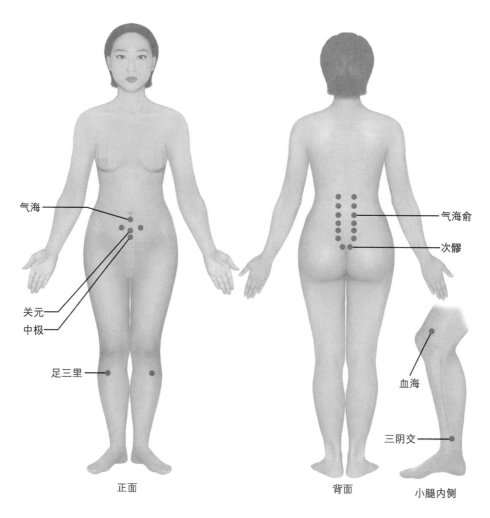

气海

关元

中极

足三里

气海俞

次髎

血海

三阴交

正面　　　　　　　　　背面　　　小腿内侧

图8-4　带下病取穴

孟 所 长 点 评

（1）在下腹部拔罐和腰椎两侧排罐是治疗本病的重点。

（2）本病患者忌受凉、受冷。

（3）本病患者若坚持治疗3～5个月，病情可以好转。

五、慢性盆腔炎

慢性盆腔炎是指女性上生殖道及其周围结缔组织、盆腔腹膜的慢性炎症。临床表现为下腹部坠胀疼痛，腰骶酸痛，或白带增多、不孕等，可触及增粗的输卵管或囊性肿物。

本病在中医学中属于"癥瘕""痛经""月经不调""带下"等范畴。病因病机为情志不畅、劳倦内伤及外感邪毒而致气血瘀滞，湿热壅积。临床上常见4种证型。①湿热郁结证：小腹疼痛，带下量多，黄白夹杂，脘闷纳呆，大便溏或秘结，小便黄赤，舌红苔黄腻，脉滑数。②寒湿凝滞证：小腹冷痛，得热痛减，带下清稀量多，形寒肢冷，大便溏泄，苔白腻，脉沉迟。③瘀血内阻证：小腹疼痛，固定不移，痛引腰骶，经行腹痛加重，带下赤白相兼，面色晦暗，舌暗红有瘀点，脉沉涩。④正虚邪恋证：小腹坠胀，劳累及经期加重，带下清稀量多，头晕目眩，心慌气短，神疲倦怠，舌淡苔白，脉细弱。

【治疗选穴】

（1）主穴：天枢、关元、水道、血海、足三里、三阴交。

（2）分型配穴：湿热郁结证加中极、次髎、阴陵泉；寒湿凝滞证加带脉、归来；瘀血内阻证加中极、归来、次髎；正虚邪恋证加气海、肾俞、阴陵泉。

（3）腰背部排罐。

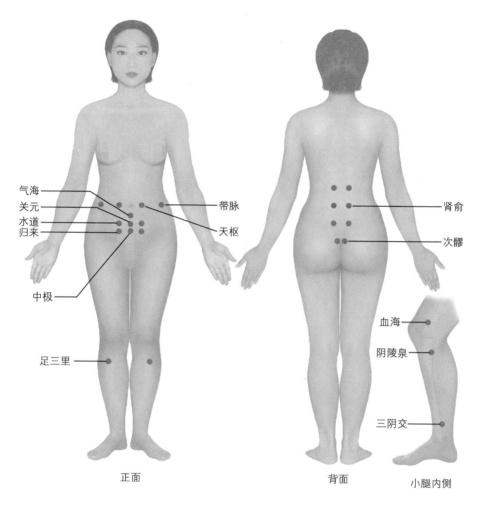

气海
关元
水道
归来
带脉
天枢
中极
足三里

肾俞
次髎
血海
阴陵泉
三阴交

正面　　　　　　　　　背面　　　　　小腿内侧

图8-5　慢性盆腔炎取穴

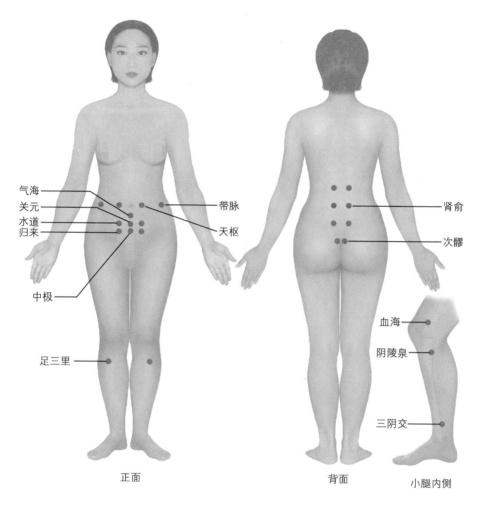

孟 所 长 点 评

（1）在下腹部拔罐和腰椎两侧排罐是治疗本病的重点。

（2）本病患者若坚持治疗3～5个月，病情可以好转。

六、子宫脱垂

子宫从正常位置沿阴道下降，子宫颈外口达坐骨棘水平以下，甚至子宫全部脱出阴道口外，称为子宫脱垂。临床上可见子宫体下降，子宫颈外口达坐骨棘水平以下，但仍在阴道内，或子宫颈已脱出阴道口外，或子宫颈及部分子宫体脱出阴道口外，或子宫颈及子宫体全部脱出阴道口外。

本病在中医学中属于"阴挺"范畴。病因病机为素体虚弱，劳倦过度，产后体虚，中气下陷，冲任不固，带脉失约，系胞无力而致阴挺，或因早婚多育，肾气耗伤，胞宫失于维系而下垂。临床上常见2种证型。①气虚证：阴挺脱出，小腹下坠，劳累则加重，神疲倦怠，纳呆腹胀，带下色白量多，舌淡苔白，脉虚无力。②肾虚证：子宫下垂，腰膝酸软，小腹下坠，小便频数、夜尿频多，头晕耳鸣，舌淡苔白，脉沉弱。

【治疗选穴】

（1）分型配穴：气虚证取百会、关元、水道、脾俞、血海、足三里、三阴交；肾虚证取百会、肾俞、关元、维道、中极。

（2）下腹部及后背排罐。

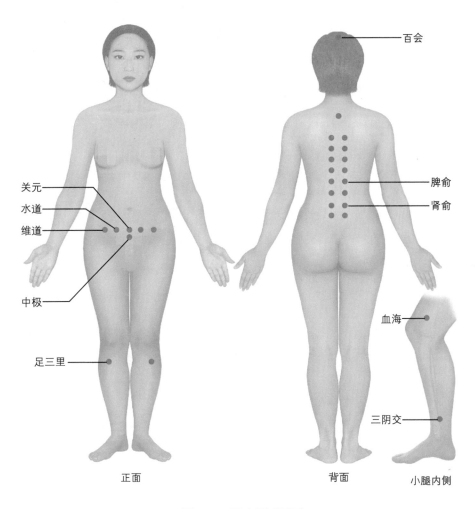

关元
水道
维道
中极
足三里

百会
脾俞
肾俞
血海
三阴交

正面　　　　　　　背面　　　　　小腿内侧

图8-6　子宫脱垂取穴

孟所长点评

（1）在下腹部拔罐和后背排罐是治疗本病的重点。

（2）在头顶百会穴每天按摩2次，每次按50～100下。

（3）本病患者若坚持治疗半年以上，病情可以好转。

七、妊娠呕吐

妊娠呕吐是指妇女怀孕6周左右出现不同程度的恶心呕吐症状。轻者恶心呕吐、头晕、倦怠，一般在清晨空腹时感觉较重，可自行消失；重者甚至吐出胆汁及血性物，不能进食、进水，严重的可引起脱水和酸中毒、肝功能衰竭等。

本病在中医学中属于"妊娠恶阻"范畴。病因病机为脾胃虚弱，肝胆气郁，冲脉气盛而致胃气失于和降。临床上常见3种证型。①脾虚湿阻证：孕后呕恶，吐出清水痰涎，胸闷纳呆，头晕体倦，口淡乏味，舌淡苔白腻，脉滑无力。②肝气郁滞证：呕吐酸水，胸胁胀满，嗳气，精神抑郁，口苦咽干，舌淡红，苔薄黄，脉弦滑。③胃热上攻证：呕吐酸苦水，嗳腐吞酸，心烦嘈杂，唇焦口燥，夜卧不安，大便干燥，舌红苔黄，脉滑数。

【治疗选穴】

选穴：中脘、胃俞、内关、足三里。

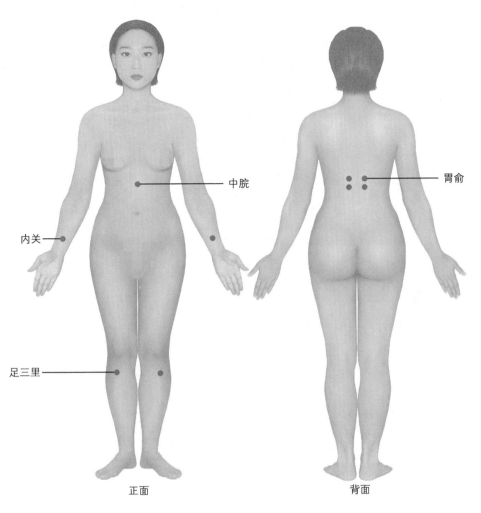

中脘

胃俞

内关

足三里

正面

背面

图8-7　妊娠呕吐取穴

孟所长点评

（1）不要在孕妇的小腹部、腰部拔罐，若用孟氏中药拔罐疗法治疗，须在医师的指导下操作。

（2）病情重者应去医院就诊，以防脱水或酸中毒。

八、产后腹痛

产后以小腹疼痛为主症者称为产后腹痛，又称"儿枕痛"。病因病机为平素血虚，或产时失血过多，以致胞脉失养而疼痛，或寒邪入侵胞脉，气血凝滞，或产后恶露未尽，瘀血阻滞胞脉。临床上常见3种证型。①血虚证：产后小腹隐痛，喜温喜按，恶露量少色淡，面色苍白，头晕目眩，心悸失眠，舌质淡红，苔薄白，脉细弱。②寒凝证：小腹冷痛拒按，得热稍减，恶露量少，色暗，形寒肢冷，舌暗淡，苔白润，脉细涩。③血瘀证：产后小腹胀痛拒按，或按之有块，恶露不下或色紫暗有血块，胸胁胀满，舌紫暗，脉弦涩。

本病相当于现代医学的产后宫缩痛，为子宫收缩引起的血管缺血、组织缺氧、神经纤维受压所致。

【治疗选穴】

（1）主穴：天枢、气海、足三里。

（2）分型配穴：血虚证取关元、三阴交；寒凝证取关元、中极、腰阳关、血海；血瘀证取关元、中极、血海。

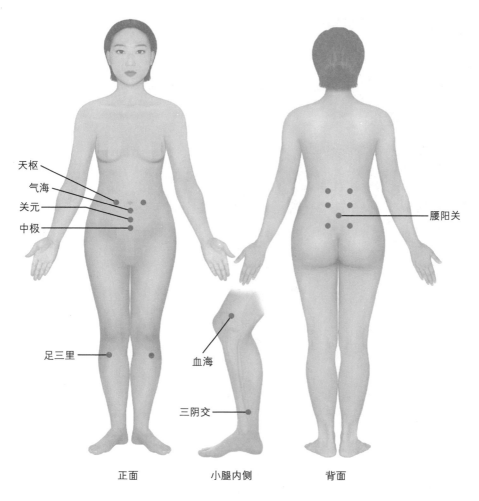

天枢
气海
关元
中极

足三里

血海

三阴交

腰阳关

正面　　　　　　小腿内侧　　　　背面

图8-8　产后腹痛取穴

孟所长点评

（1）在下腹部拔罐和腰椎两侧排罐是治疗本病的重点。

（2）腹痛剧烈，且子宫复原不佳，恶露少者，应考虑子宫积有血块或部分胎盘胎膜残留或有异物，应明确检查，对症处理。

（3）本病患者若坚持治疗，病情可以好转。

九、产后缺乳

妇女产后乳汁分泌量少或全无，不能满足喂哺婴儿的需要，称为产后缺乳。产后缺乳多发生在产后2~3天至半个月内，也可发生在整个哺乳期。临床上以产后2~3天至半个月内缺乳最为常见。

本病在中医学中属于"缺乳""乳汁不行"范畴。临床上常见2种证型。①气血虚弱证：多因脾胃虚弱，气血生化不足，或产时失血过多，以致气血亏虚，不能化为乳汁。症见产后乳汁少或无，乳房柔软无胀痛感，纳呆食少，神疲气短，心悸失眠，舌淡苔薄，脉虚细。②肝郁气滞证：产后情志刺激致肝郁气滞，气血运行不畅，经脉涩滞，乳汁运行受阻。症见产后乳汁不行，乳房胀痛，胸胁胀满，情志抑郁，食欲不振，舌红苔薄黄，脉弦细。

【治疗选穴】

（1）分型配穴：气血虚弱证选膻中、乳根、关元、气海、脾俞、肾俞；肝郁气滞证选膻中、天溪、乳根、中极、肝俞。

（2）腰背部排罐。

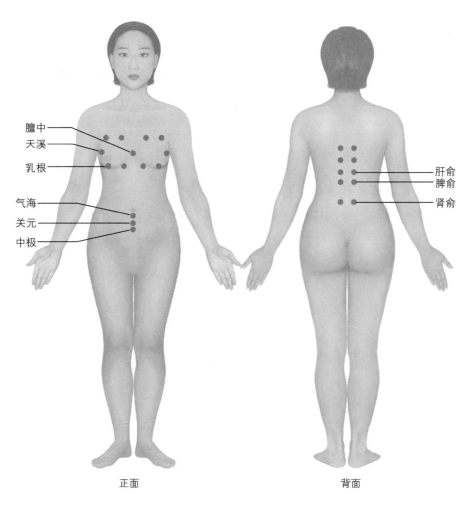

膻中
天溪
乳根

气海
关元
中极

肝俞
脾俞
肾俞

正面　　　　　　　　　　背面

图8-9　产后缺乳取穴

孟所长点评

（1）在下腹部、乳房周围拔罐和腰背部排罐是治疗本病的重点。

（2）患者在治疗期间应增加营养，多食蛋白质丰富的食物和新鲜蔬菜。

（3）掌握正确的授乳方法，按时哺乳，建立良好的泌乳反射。

十、更年期综合征

更年期综合征是部分女性在绝经前后出现的一系列以自主神经功能失调为主的症候群。临床主要表现为月经周期紊乱，经量或多或少，性器官萎缩，多伴有烦躁易怒、忧郁、失眠、焦虑、情绪不稳定、阵发性啼哭等神经精神症状，以及阵发性面红、潮热、出汗、畏寒、心悸、胸闷、眩晕等血管舒缩症状。

本病在中医学中属于"绝经前后诸证"范畴。病因病机为绝经前后肾气渐衰，冲任渐亏，以致阴阳平衡失调，脏腑功能失常。临床上常见2种证型。①肾阴亏损证：头面烘热，面色潮红，头晕耳鸣，腰酸腿软，心悸不安，心烦失眠，五心烦热，口干少津，舌红少苔，脉弦细。②脾肾两虚证：腰部冷痛，四肢不温，头晕目眩，神疲倦怠，形体肥胖，胸脘满闷，纳呆便溏，舌苔薄白或白腻，脉沉迟。

【治疗选穴】

（1）主穴：中脘、神阙、关元、足三里、三阴交。

（2）后背排罐。

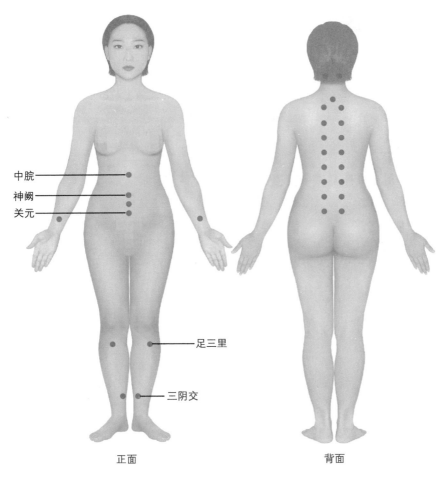

中脘

神阙

关元

足三里

三阴交

正面　　　　　　　　　背面

图8-10　更年期综合征取穴

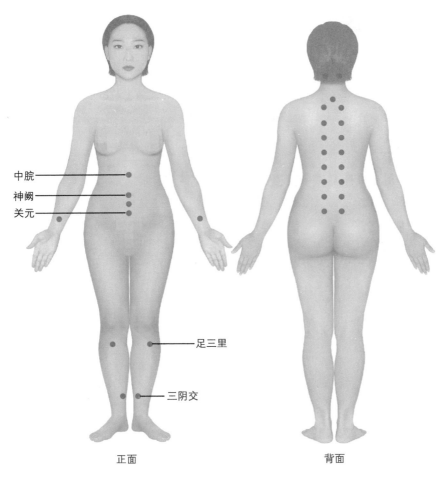

孟 所 长 点 评

（1）在后背排罐是治疗本病的重点。

（2）配合服用脂欣康胶囊是关键。

（3）治疗期间应做好患者的思想工作，帮助患者解除顾虑，使其保持精神愉快，并劝其多参加户外活动。

（4）本病患者若坚持治疗，病情可以好转。

十一、外阴瘙痒

外阴瘙痒是指妇女外阴部瘙痒的一种症状，各年龄段的女性都有可能发生。外阴瘙痒多发生于阴蒂、小阴唇，也可波及大阴唇、会阴甚至肛门等皮损区，阵发性或持续性发作，夜间较重，影响睡眠。无原因的外阴瘙痒一般发生于生育期或绝经期女性，症状为瘙痒严重，难以忍受，局部无明显异常或仅有抓痕。

本病在中医学中属于"阴痒"范畴。病因病机为脾虚湿盛，湿热互结，或肝气郁结，夹湿下注，浸淫阴部，或肝肾亏虚，精血不足，外阴失养而致。临床上常见2种证型。①肝胆湿热证：阴部瘙痒，坐卧不安，带下量多、色黄气臭，胸脘满闷，口苦纳呆，舌苔黄腻，脉弦数。②肝肾阴虚证：阴部干涩瘙痒，带下量少、色黄，五心烦热，头晕目眩，烘热汗出，腰酸腿软，舌红少苔，脉细数。

【治疗选穴】

（1）主穴：肝胆湿热证选曲骨、支沟、阴廉、曲泉；肝肾阴虚证选中极、支沟、血海、三阴交。

（2）后背排罐。

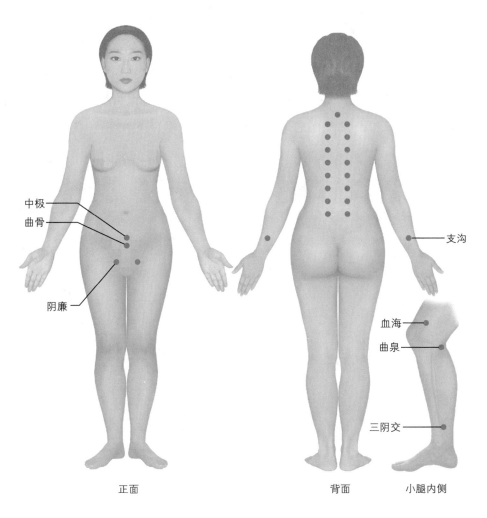

中极
曲骨
阴廉
支沟
血海
曲泉
三阴交

正面　　　　　　　　　　背面　　　　小腿内侧

图8-11　外阴瘙痒取穴

孟 所 长 点 评

（1）在下腹部拔罐和后背排罐是治疗本病的重点。

（2）治疗本病时用孟氏牌抑菌液在外阴部涂抹是关键，每天涂抹2～3次。

（3）本病患者若坚持治疗，病情可以好转。

十二、产后身痛

产后身痛指女性在产褥期出现的以身体关节疼痛为主症的病证，为产后常见病之一。其病因病机为素体气血亏虚，产时失血过多，气血运行无力而痛，或产后气血亏虚，风寒乘机侵入肌表，气血运行不畅而痛，或产后情志刺激，气机受阻，导致气滞与血瘀并存，而发周身疼痛。临床上常见3种证型。①气血亏虚证：身体隐痛，喜按喜揉，头晕目眩，心悸失眠，神疲，气短，舌淡红苔薄白，脉细弱。②风寒侵袭证：身痛肢软，恶寒畏风，鼻流清涕，咳嗽声重，舌苔薄白，脉浮紧。③气滞血瘀证：腰腿腹痛，身痛，痛有定处，拒按，入夜痛重，伴胸胁胀满，舌质暗红有瘀斑，脉细涩。

本病相当于现代医学所讲的由于产后贫血、产后各种感染及产后损伤或劳损而引起的身体疼痛。

【治疗选穴】

（1）主穴：以阿是穴为主。

（2）分型配穴：气血亏虚证选关元、气海、脾俞、膈俞、足三里；风寒侵袭证选关元、中极、归来、膈俞、合谷、血海；气滞血瘀证选归来、中极、肝俞、膈俞、血海。

（3）后背排罐。

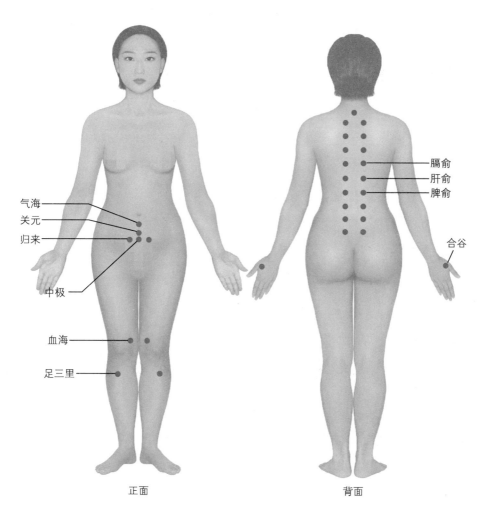

气海
关元
归来
中极

血海
足三里

膈俞
肝俞
脾俞

合谷

正面　　　　　　　　　　　　背面

图8-12　产后身痛取穴

孟所长点评

（1）在阿是穴和后背排罐是治疗本病的重点。

（2）在哺乳期内，采用孟氏中药拔罐疗法治疗不影响正常哺乳。

（3）本病患者若坚持治疗，病情可以好转。

十三、产后尿潴留

产后尿潴留是指妇女产后8小时尚不能正常排尿，致使膀胱内潴留大量尿液的疾病。本病是产后常见的并发症之一。临床表现为产后膀胱区有阵发性收缩疼痛和高度尿意，但不能排尿，下腹中部隆起，膀胱充盈，可有触痛。

本病在中医学中属于"产后癃闭"范畴。病因病机为素体气虚，复因产时耗气伤血，肾气大亏，气虚则膀胱气化无权而使小便不利，或临产时接生不慎，或难产手术后损伤膀胱，使小便不畅。临床上常见3种证型。①气虚证：产后小腹坠胀，欲便不能，精神萎靡，少气懒言，四肢无力，面色少华，舌淡苔白，脉缓弱。②肾虚证：产后小便不通，小腹胀满，坐卧不安，面色晦暗，腰膝酸软，舌淡苔白，脉沉细。③产伤证：产后排尿不下或点滴而下，尿中带血，舌暗红苔白，脉细涩，多有产伤及手术史。

【治疗选穴】

（1）主穴：关元、中极、三阴交。

（2）分型配穴：气虚证加气海、足三里；肾虚证加肾俞、太溪；产伤证加血海、阴陵泉。

（3）腰部排罐。

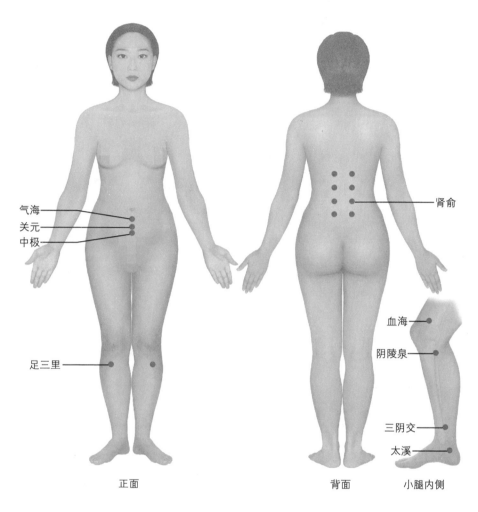

气海
关元
中极

足三里

肾俞

血海
阴陵泉

三阴交
太溪

正面   背面   小腿内侧

图8-13　产后尿潴留取穴

孟所长点评

（1）在下腹部拔罐和腰椎两侧排罐是治疗本病的重点。

（2）拔罐后配合小腹部按摩及热敷，疗效更佳。

十四、经前期综合征

经前期综合征是指妇女在行经前数日或经期出现的一系列全身性症状。主要表现为月经前10~14天出现盆腔下坠感、腰背痛、头痛头晕、恶心呕吐、胸胁或乳房胀痛、全身乏力、易疲劳、烦躁失眠、精神抑郁、情绪不稳定、四肢水肿、泄泻、身痛等症状，月经来潮后症状减轻或消失。

本病在中医学中属于"郁证"范畴。病因病机多为情志失调，致肝气郁结，日久可致气滞血瘀证，郁结化火伤阴或素体肝肾阴虚，可致阴虚火旺证。临床上常见3种证型。①肝郁气滞证：经前精神抑郁，烦躁易怒，胁肋乳房胀痛，或伴泄泻，身痛，脘闷纳呆，舌淡苔薄白，脉弦。②气滞血瘀证：行经前腰腹胀痛，痛处固定，按之痛重，性情急躁，头痛，失眠，身痛固定而拒按，舌质紫暗有瘀斑，脉弦涩。③阴虚火旺证：腰腹下坠疼痛，眩晕耳鸣，全身乏力，失眠多梦，五心烦热，急躁易怒，头痛而涨，舌红少苔，脉细数。

【治疗选穴】

（1）主穴：期门、关元、内关、血海、足三里、三阴交。

（2）分型配穴：肝郁气滞证加胆俞、阳陵泉；气滞血瘀证加肝俞、膈俞、太冲；阴虚火旺证加心俞、肾俞。

（3）后背排罐。

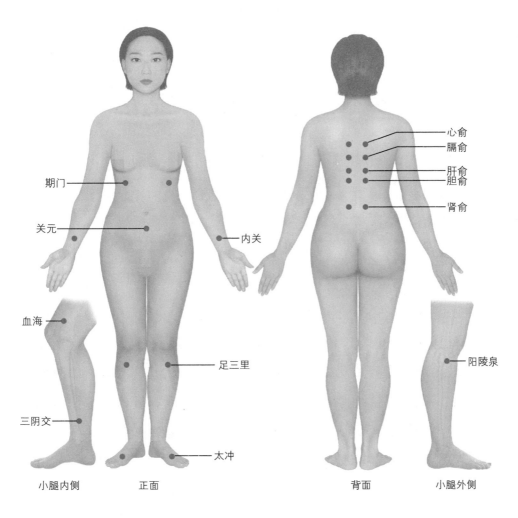

期门

关元

内关

血海

足三里

三阴交

太冲

小腿内侧　　　　　正面

心俞

膈俞

肝俞

胆俞

肾俞

阳陵泉

背面　　　　　小腿外侧

图8-14　经前期综合征取穴

孟所长点评

（1）在后背排罐是治疗本病的重点。

（2）本病患者若坚持治疗3~5个月，疗效显著。

第九章
五官科疾病

一、近视

近视是以视近物较清楚，视远物模糊不清为特征的一种眼疾。多见于青少年。本病表现为近距视力正常，远距视物不清，且近视度数越大则远视能力愈差，而阅读距离也越近。近视有轻、中、高度之分。中、高度近视患者通常感觉眼前有黑影浮动，可有眼球突出，病情进一步发展可见视乳头周围出现环行萎缩，甚至后巩膜葡萄肿。

本病的病因病机为肝肾精血不足，目失濡养，或劳伤心脾，气血亏虚，目失荣养，发为本病。临床上常见2种证型。①肝肾亏虚证：视近尚清，视远模糊，不耐久视，眼前黑花，头晕耳鸣，失眠多梦，腰膝酸软，舌红少苔，脉细数。②心脾两虚证：视物能近怯远，面色少华，心悸气短，食少便溏，舌淡，脉细弱。

【治疗选穴】

（1）主穴：瞳子髎、承泣、翳明、大椎、合谷、光明。

（2）分型配穴：肝肾亏虚证加太阳、风池、肝俞、肾俞；心脾两虚证加心俞、脾俞、足三里。

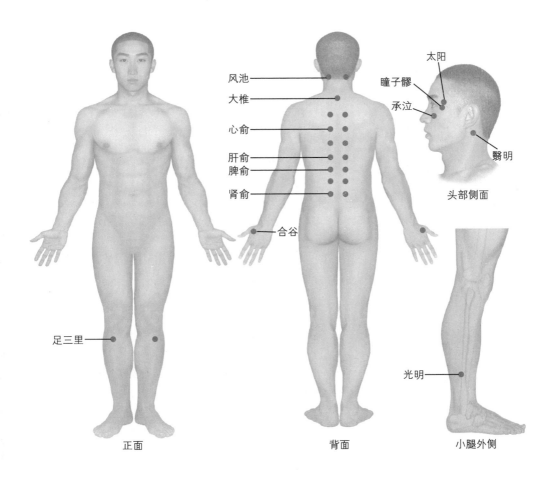

风池
大椎
心俞
肝俞
脾俞
肾俞

合谷

足三里

太阳
瞳子髎
承泣

翳明

头部侧面

光明

小腿外侧

正面　　　　　　　背面

图9-1　近视取穴

孟所长点评

（1）在后背排罐是治疗本病的重点。

（2）在眼睛周围涂抹孟氏牌抑菌液是关键，每日涂抹2～3次。

（3）一定要注意用眼时间、距离和姿势。

（4）本病较顽固，治疗周期在4个月以上。

二、白内障

白内障是指眼球晶状体混浊且影响视力的眼科疾病。本病按发病时间可分为先天性和后天获得性两大类。本病临床表现为自觉眼前有固定不动的黑点，或如蝇飞蚊舞，或如隔轻烟薄雾，眼睛容易疲劳，注视灯光等明亮物体时可有单眼复视或多视，视力明显下降，对比敏感度下降，眩光等。

本病在中医学中属于"圆翳内障"范畴。病因病机多为肝肾两亏，或脾胃虚弱，或肝经郁热耗伤精汁，晶珠失濡。临床上常见3种证型。①肝肾亏虚证：视物昏蒙，如隔轻烟薄雾，而后昏昧日重，终致不辨人物，伴腰膝酸软，头晕耳鸣，两目干涩，舌红少苔，脉细数。②脾胃虚弱证：视物昏花，自觉眼前有固定不动的黑点，视物容易疲劳，神疲倦怠，纳少腹胀，面色无华，舌淡苔白，脉细弱。③肝热上扰证：视物模糊，急躁易怒，胁肋胀痛，耳鸣如潮，口苦咽干，尿黄便干，舌红苔黄，脉弦数。

【治疗选穴】

（1）主穴：丝竹空、瞳子髎、四白、翳明、合谷。

（2）分型配穴：肝肾亏虚证加肝俞、肾俞、三阴交；脾胃虚弱证加脾俞、胃俞、足三里；肝热上扰证加风池、太溪。

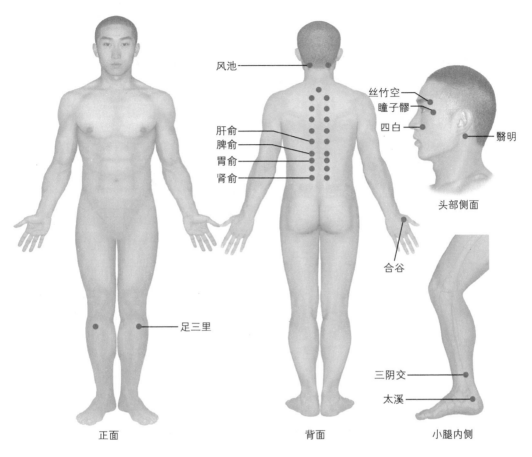

风池

丝竹空
瞳子髎
四白

翳明

肝俞
脾俞
胃俞
肾俞

合谷

足三里

头部侧面

三阴交
太溪

正面　　　　　　　背面　　　　　　小腿内侧

图9-2　白内障取穴

孟所长点评

（1）在眼睛周围拔罐和后背排罐是治疗本病的重点。在眼睛周围拔罐若掉罐，可配合使用密封油。

（2）在眼睛周围涂抹孟氏牌抑菌液是关键，每日需涂抹多次。

（3）早期白内障通过涂抹孟氏牌抑菌液并拔罐，治疗效果较好，严重的白内障需进行手术治疗。

三、结膜炎

结膜炎是眼结膜的炎症性疾病，为眼科常见病之一。结膜炎有急性、亚急性、慢性之分。急性结膜炎潜伏期一般为1～2日，患者自觉有异物感和烧灼感，分泌物增多，初为浆液状，随之变为黏液性及脓性，常使上睑、下睑睫毛黏集成束，可有疼痛、畏光、流泪、视力障碍等症状。慢性结膜炎的病程常超过3周，临床表现为眼目干涩，有异物感，眼睑沉重，不耐久视，无明显分泌物。

本病在中医学中属于"天行赤眼""赤丝虹脉"等范畴。病因病机为风热疫毒外袭，上攻于目，病久火热伤阴，则阴虚火旺。临床上常见3种证型。①风热袭表证：患眼红赤涩痛，有异物感，怕热羞明，眼眵黄稠，头痛发热，鼻流黄涕，苔薄微黄，脉浮数。②邪热内燔证：患眼灼热疼痛，白睛溢血，眼睑肿胀，眵多黏结，发热烦渴，头痛，舌红苔黄，脉数。③阴虚火旺证：患目干涩，刺痛微痒，不耐久视，眼睑微肿，口燥咽干，舌红少苔，脉细数。

【治疗选穴】

（1）主穴：肝俞、胆俞。

（2）分型配穴：风热袭表证加太阳、风池、曲池；邪热内燔证加太阳、膈俞、曲池、内关；阴虚火旺证加肾俞、三阴交、太冲。

（3）后背排罐。

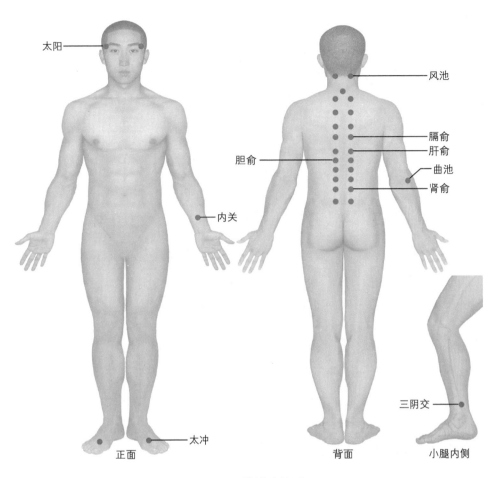

太阳

风池

膈俞
肝俞

胆俞

曲池
肾俞

内关

太冲

三阴交

正面

背面

小腿内侧

图9-3 结膜炎取穴

孟所长点评

（1）在后背排罐是治疗本病的重点。

（2）在眼睛周围涂抹孟氏牌抑菌液是关键，每日涂抹多次。

（3）本病患者若坚持采用孟氏中药拔罐治疗，病情可以好转。

四、视神经萎缩

视神经萎缩是指任何疾病导致的视网膜神经节细胞及其轴突发生的病变。患眼外观正常，视力显著减退，甚至失明，视野缩小；或视盘色淡或苍白，边界清晰，视杯可见筛板，晚期视网膜血管变细；或视盘色灰白、淡黄或蜡黄，边界不清，生理凹陷消失，视网膜动脉变细。

本病在中医学中属于"青盲"范畴。病因病机为肝肾阴亏，或脾肾阳虚，精微不化，或心血亏损，或因情志抑郁，肝气郁闭，均造成目失濡养。临床上常见4种证型。①肝肾阴虚证：二目干涩，视物昏花，渐致失明，腰膝酸软，头晕耳鸣，舌红少苔，脉细数。②脾肾阳虚证：视物昏花，视力渐减，面白形寒，纳呆腹胀，尿频便溏，神疲倦怠，舌淡苔白，脉沉细无力。③心血亏虚证：眼睑淡白，视物昏花，久则失明，面白无华，头晕目眩，心悸失眠，舌淡苔白，脉细弱。④肝气郁结证：双眼酸胀，视物不清，甚则失明，精神抑郁，胸胁苦满，口苦咽干，苔薄，脉弦细。

【治疗选穴】

（1）主穴：阳白、太阳、四白、风池、翳明。

（2）分型配穴：肝肾阴虚证加肝俞、肾俞、光明、三阴交；脾肾阳虚证加脾俞、肾俞、足三里；心血亏虚证加肝俞、心俞、光明、足三里；肝气郁结证加肝俞、光明、太冲。

（3）后背排罐。

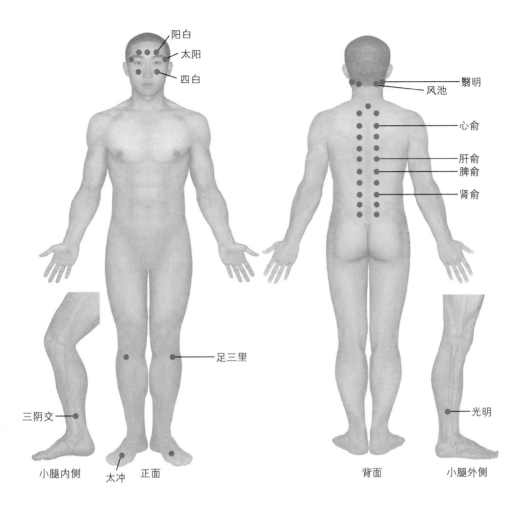

阳白
太阳
四白
翳明
风池
心俞
肝俞
脾俞
肾俞
足三里
三阴交
光明
小腿内侧　　太冲　　正面
背面
小腿外侧

图9-4　视神经萎缩取穴

孟所长点评

（1）在眼睛周围拔罐和后背排罐是治疗本病的重点。在眼睛周围拔罐若掉罐，可配合使用密封油。

（2）在眼睛周围涂抹孟氏牌抑菌液是关键，每日涂抹多次。

（3）本病为眼科疑难病之一，坚持通过孟氏中药拔罐治疗，疗效显著。

五、耳鸣

耳鸣是指患者在耳部或头部出现的一种声音感觉，但外界并无相应声源存在。耳鸣分为主觉性和他觉性2类。主觉性耳鸣表现为一侧或两侧耳鸣，持续或间断发生。他觉性耳鸣表现为患者自觉性耳鸣，且旁人也能听到，临床少见。

本病的病因病机为暴怒伤肝，肝火上扰清窍，或饮食失节，痰湿内生化火，蒙蔽清窍，或房劳产育，肝肾阴伤，虚火上炎，扰乱清窍。临床上常见3种证型。①肝火上扰证：耳鸣突然发作，鸣声如潮，或如雷鸣，听力减退，郁怒之后发生或加重，耳痛或流脓，胁痛口苦，尿黄便干，舌红苔黄，脉弦数。②痰火郁结证：耳内鸣响，听力下降，耳胀痛流脓，头昏沉重，咳痰黄稠，舌红苔黄腻，脉滑数。③肝肾阴虚证：耳鸣如蝉，听力下降，头晕目眩，腰膝酸软，失眠多梦，五心烦热，盗汗遗精，舌红少苔，脉细数。

【治疗选穴】

（1）主穴：耳门、听宫、听会、翳风、中渚。

（2）分型配穴：肝火上扰证加合谷；痰火郁结证加丰隆、太冲；肝肾阴虚证加肾俞、太溪。

（3）腰椎两侧排罐。

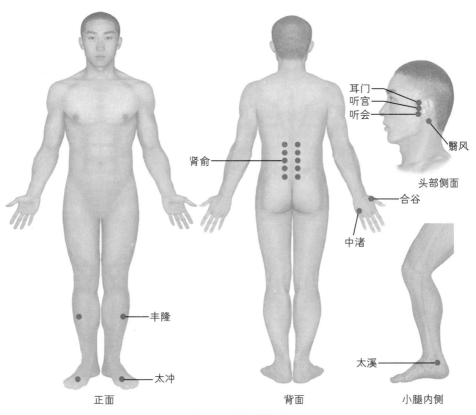

耳门
听宫
听会

翳风

头部侧面

肾俞

合谷

中渚

丰隆

太冲

太溪

正面

背面

小腿内侧

图9-5 耳鸣取穴

孟所长点评

（1）在耳部前后拔罐和腰椎两侧排罐是治疗本病的重点。

（2）直接在耳孔内涂抹孟氏牌抑菌液是关键，每日涂抹2~3次。

（3）因脑供血不足或脑动脉硬化引起的耳鸣，配合服用脂欣康胶囊，疗效更显著。

（4）因颈椎病引起的耳鸣，要按颈椎病治疗。

（5）药物中毒引起的耳鸣，其治疗难度较大。

（6）本病患者若坚持治疗，病情可以好转。

（7）在中耳炎患者耳孔内涂抹孟氏牌抑菌液，疗效显著。

（8）脑鸣患者可予脂欣康胶囊并配合孟氏中药拔罐拔颈部两侧，若坚持治疗，可有效控制病情。

第九章 五官科疾病

六、梅尼埃病

梅尼埃病是一种耳源性眩晕疾病，是由内耳病变引起的反复发作的旋转性眩晕。临床表现为发作性眩晕，波动性、渐进性听力下降，耳鸣及耳胀满感。伴有恶心呕吐、面色苍白、出汗等，可出现短暂的眼球震颤，发作时间长短不等。

本病在中医学中属于"眩晕"范畴。病因病机为气血精亏，不能上荣头目，或肝阳上亢，清窍被扰，或痰湿内生，上蒙清窍。临床上常见4种证型。①肝阳上亢证：眩晕耳鸣，头涨痛，心烦易怒，失眠多梦，口苦咽干，舌红少苔，脉弦细数。②气血亏虚证：头晕目眩，劳累即发，面色无华，少气懒言，神疲乏力，心悸失眠，舌淡苔白，脉细弱。③肾精不足证：眩晕，腰膝酸软，耳鸣耳聋，神疲健忘，舌嫩红，苔少，脉弦细。④痰浊中阻证：耳鸣眩晕，头重如裹，胸脘满闷，呕吐痰涎，舌苔白腻，脉滑。

【治疗选穴】

（1）主穴：太阳、风池、内关、合谷、足三里。

（2）分型配穴：肝阳上亢证加肝俞、肾俞、三阴交；气血亏虚证加气海、关元、膈俞、脾俞；肾精不足证加关元、肝俞、肾俞、三阴交、悬钟；痰浊中阻证加中脘、脾俞、胃俞、丰隆、三阴交。

（3）后背排罐。

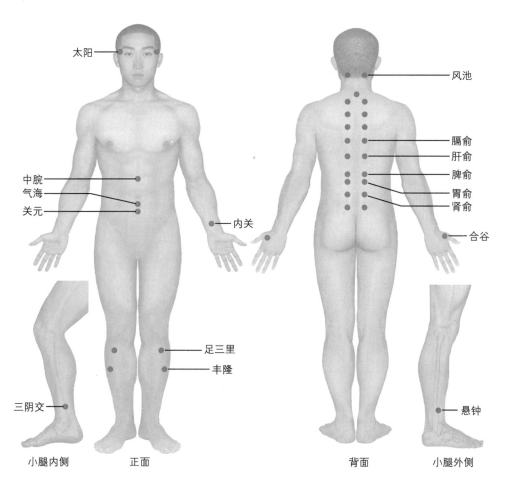

太阳

风池

中脘
气海
关元

膈俞
肝俞
脾俞
胃俞
肾俞

内关

合谷

足三里
丰隆

三阴交

悬钟

小腿内侧　　　　　　正面

背面　　　　　小腿外侧

图9-6　梅尼埃病取穴

孟 所 长 点 评

（1）在颈部两侧及腹部拔罐、后背排罐是治疗本病的重点。

（2）配合服用脂欣康胶囊是关键。

（3）患者宜低盐饮食。

（4）本病患者若坚持治疗，病情可以好转。

七、慢性鼻炎

慢性鼻炎是鼻腔黏膜及黏膜下层的慢性炎症。临床上可分为慢性单纯性鼻炎和慢性肥厚性鼻炎。本病临床表现为鼻塞，伴有头痛、头昏、失眠、精神不振等症状，慢性单纯性鼻炎呈间隙性或交替性鼻塞，白天、夏季、劳动或运动时鼻塞改善；夜间、寒冷、静坐时加重；侧卧方位变换时，两侧鼻腔堵塞随之交替。鼻涕黏稠，下鼻甲肿胀肥大，表面光滑湿润。慢性肥厚性鼻炎表现为单侧或双侧持续性鼻塞，无交替性，嗅觉减退，涕稠量少不易擤出，下鼻甲肥厚肿胀呈紫红色，呈桑椹状，触之坚实。

本病在中医学中属于"鼻窒"范畴。病因病机为脾肺气虚，郁滞鼻窍或邪毒久留，气滞血瘀。临床上常见2种证型。①肺虚邪滞证：鼻塞呈交替性或间隙性，流清涕，遇寒加重，鼻黏膜及鼻甲肿胀，可伴咳嗽，咳痰清稀，易感冒，舌苔薄白，脉浮无力。②邪留血瘀证：持续鼻塞，流涕黏稠，嗅觉减退，声音重浊，鼻甲肥大暗红，头痛头晕，口干咽燥，舌红有瘀点，脉弦细。

【治疗选穴】

（1）主穴：上印堂、迎香、风池、合谷。

（2）上背部排罐。

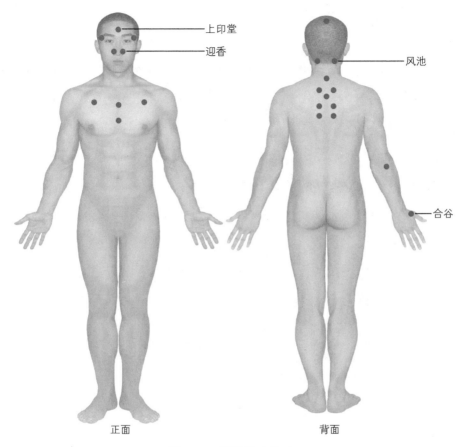

上印堂

迎香

风池

合谷

正面   背面

图9-7　慢性鼻炎取穴

孟所长点评

（1）在后背上方排罐是治疗本病的重点。

（2）在鼻腔内涂抹孟氏牌抑菌液是关键，每日涂抹2～3次。

（3）避免用手指抠鼻孔，否则会使病情加重。若鼻腔内发痒，可直接用孟氏牌抑菌液涂抹。

（4）本病患者若坚持治疗，病情可以好转。

八、变应性鼻炎

变应性鼻炎是发生在鼻黏膜的变态反应性疾病，以青少年为多见。主要临床表现为鼻痒、喷嚏、鼻塞、大量水样鼻涕、鼻黏膜肿胀等。鼻痒和喷嚏常突然发作，以晨起或夜间为重，继之常有大量清水样涕流出；鼻塞可轻可重，呈间歇性或持续性，嗅觉减退；鼻黏膜水肿，尤其下鼻甲黏膜水肿明显，日久可呈息肉样改变。

本病在中医学中属于"鼻鼽"范畴。病因病机为肺气虚弱，风寒乘虚而入，上犯鼻窍而发病，或脾亏虚，肺气更亏，风邪得以时时内侵，致使本病频作。临床上常见2种证型。①肺气虚寒证：鼻痒喷嚏，鼻流清涕，鼻黏膜苍白肿胀，身疲倦怠，自汗恶风，咳痰清稀，舌淡苔白，脉细弱。②脾肾亏虚证：鼻塞较重，喷嚏频作，清涕量多，鼻黏膜肿胀，腰膝酸软，食少便溏，小便清长，舌质淡，脉沉细弱。

【治疗选穴】

（1）主穴：上印堂、迎香、风池、曲池、合谷、血海、足三里、三阴交。

（2）分型配穴：肺气虚寒证加天柱、风门、肺俞、曲泽、内关；脾肾亏虚证加大椎、脾俞、肾俞。

（3）后背排罐。

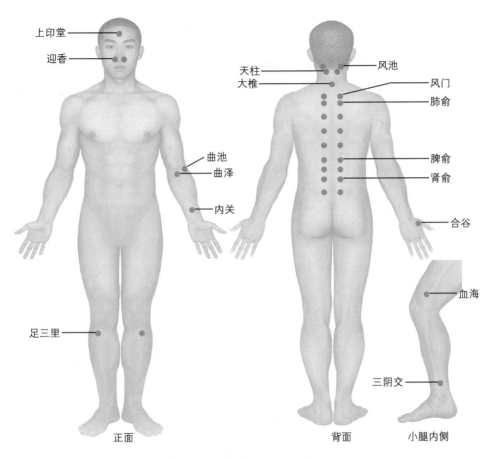

上印堂
迎香
曲池
曲泽
内关
足三里
正面

天柱
大椎
风池
风门
肺俞
脾俞
肾俞
合谷
血海
三阴交
背面　　小腿内侧

图9-8　变应性鼻炎取穴

孟所长点评

（1）在后背排罐是治疗本病的重点。

（2）配合服用参芝胶囊以提高免疫力，疗效显著。

（3）在鼻腔内涂抹孟氏牌抑菌液，每日涂抹2～3次，初涂时患者有不适感，属正常反应。

（4）在采用孟氏中药拔罐疗法治疗的同时，应避免接触过敏原。

（5）本病患者若坚持治疗，病情可以好转。

九、鼻窦炎

鼻窦炎是指鼻窦黏膜的非特异性炎症性病变。鼻窦炎为鼻科常见疾病，有急性、慢性之分，慢性者居多。急性鼻窦炎临床表现为鼻塞、流脓性涕和头痛，伴有发热、全身不适等症状。慢性鼻窦炎以脓涕多、鼻塞、嗅觉减退、头痛为主要症状，可伴有头昏、疲倦、记忆力减退、注意力不集中等。

本病在中医学中属于"鼻渊"范畴。病因病机为肺脾虚损，湿热邪毒久滞鼻窍，腐败成脓而发为本病。临床上常见5种证型。①肺经郁热证：鼻流黄浊涕，头痛鼻塞，发热恶风，舌红苔薄黄，脉浮数。②胆腑郁热证：鼻流脓涕，量多味臭，头痛鼻塞，口苦咽干，舌红苔黄，脉弦数。③脾经湿热证：鼻流浊涕，量多气臭，鼻塞不通，头痛剧烈，重涨不适，纳呆腹胀，小便黄赤。舌红苔黄，脉滑数。④肺气虚寒证：鼻涕黏白量多，鼻塞时重时轻，嗅觉减退，头重头昏，自汗恶风，声低懒言，舌淡苔白，脉缓弱。⑤脾气虚弱证：鼻涕白黏或黄，量多无臭，鼻塞明显，嗅觉减退，头重眩晕，肢倦乏力，纳呆腹胀，大便稀溏，舌淡苔白，脉虚弱。

【治疗选穴】

（1）主穴：上印堂、迎香、风池、合谷。

（2）分型配穴：肺经郁热证加风门；胆腑郁热证加阳陵泉；脾经湿热证加中脘、脾俞、阳陵泉；肺气虚寒证加四白、肺俞、太渊；脾气虚弱证加中脘、脾俞、足三里、三阴交。

（3）上背部排罐。

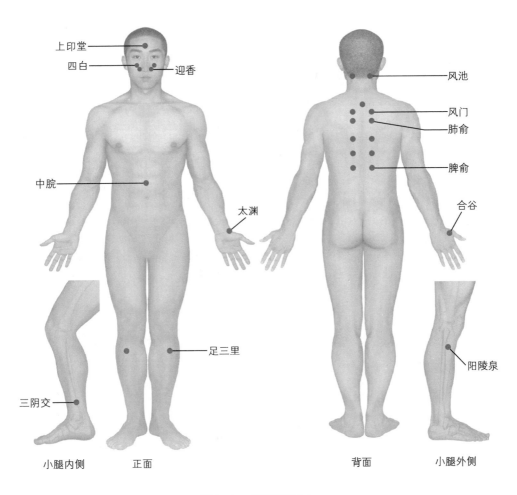

上印堂
四白
迎香
中脘
太渊
足三里
三阴交
小腿内侧　　　正面

风池
风门
肺俞
脾俞
合谷
阳陵泉
背面　　　小腿外侧

图9-9　鼻窦炎取穴

孟所长点评

（1）在后背上方排罐是治疗本病的重点。

（2）在鼻腔内涂抹孟氏牌抑菌液是关键，每日涂抹2～3次。

（3）本病患者若坚持治疗，病情可以好转。

十、鼻出血

鼻出血是一种临床常见症状，其病因较复杂，可由局部或全身多种疾病引起。局部病变引起的鼻出血多发生于单侧鼻腔，出血量一般不多；全身疾病引起的鼻出血多为双侧交替性或同时出血，出血量多，时间长，难以遏止。

本症在中医学中属于"鼻衄"范畴。病因病机为外感风热，过食辛辣，七情所伤，劳伤虚损等，使肺、胃、脾、肾功能失调所致。临床上常见5种证型。①肺经热盛证：衄血色鲜红，点滴而出，鼻干咽燥，咳嗽痰少，舌红苔薄黄，脉浮数。②胃热上熏证：衄血色深红，量多，鼻燥口干，齿干龈肿，口臭烦渴，便秘尿赤，舌红苔黄，脉洪数。③肝火上逆证：衄血暗红，势猛量多，头痛头晕，烦躁易怒，胁肋胀痛，舌红苔黄，脉弦数。④脾不统血证：衄血色淡量少，面色无华，神疲懒言，舌淡苔白，脉细弱。⑤肝肾阴虚证：衄血色淡量少，头晕耳鸣，心悸失眠，腰膝酸软，舌红少津，脉细数。

【治疗选穴】

（1）主穴：关元、大椎。

（2）分型配穴：肺经热盛证加肺俞；胃热上熏证加中脘；肝火上逆证加肝俞；脾不统血证加脾俞；肝肾阴虚证加涌泉。

（3）后背及胁肋部排罐。

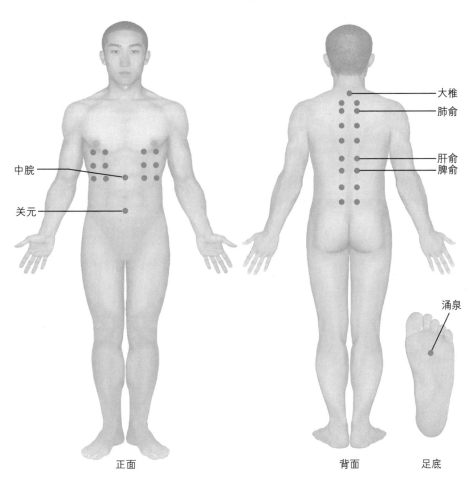

中脘

关元

正面

大椎

肺俞

肝俞

脾俞

背面

涌泉

足底

图9-10　鼻出血取穴

孟所长点评

（1）在两肋下拔罐和后背排罐是治疗本病的重点。

（2）在鼻腔内涂抹孟氏牌抑菌液是关键，每日涂抹2～3次。

（3）本症若反复发作，应明确诊断，积极治疗原发病。

（4）本症患者若坚持治疗，病情可以好转。

十一、慢性咽炎

慢性咽炎为咽黏膜、黏膜下及淋巴组织的弥漫性炎症，好发于成年人。本病以咽部不适感为主症，患者习惯以咳嗽清除咽部分泌物，晨起用力清除分泌物时易恶心。

本病在中医学中属于"虚火喉痹"范畴。病因病机为外感邪热，或劳欲过度，或浊气刺激等伤及肺肾之阴，虚火内生，或灼津为痰，凝滞咽窍。临床上常见2种证型。①阴虚火旺证：咽干痒痛，时轻时重，痰黏量少，咽黏膜红肿或干如蜡纸，伴有午后潮热，腰膝酸软，舌红少苔，脉细数。②痰瘀交阻证：咽干涩刺痛，痰黏难咳，咽黏膜红肿，伴有潮热口干，舌苔黄腻，脉滑数。

【治疗选穴】

（1）主穴：人迎、扶突、天柱、大椎、风门、肺俞、合谷。

（2）分型配穴：阴虚火旺证加天突、缺盆、肾俞、曲泽、曲池、太溪；痰瘀交阻证加天突、缺盆、肾俞、血海、丰隆。

（3）后背排罐。

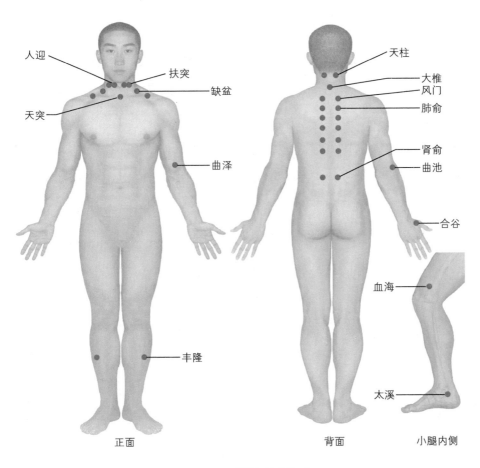

人迎
扶突
缺盆
天突
曲泽
丰隆
正面

天柱
大椎
风门
肺俞
肾俞
曲池
合谷
血海
太溪
背面
小腿内侧

图9-11　慢性咽炎取穴

孟所长点评

（1）在颈前部拔罐和后背排罐是治疗本病的重点。

（2）慢慢含咽孟氏牌抑菌液，每次2～3滴，每日1～2次，疗效显著。

（3）少食或禁食干果、辛辣食物。

（4）本病患者若坚持治疗，病情可以好转。

十二、扁桃体炎

扁桃体炎是扁桃体的炎症性病变，有急、慢性之分。急性扁桃体炎起病较急，以咽痛为主要症状，吞咽、讲话或咳嗽时咽痛加重，甚至吞咽困难，声音嘶哑；全身症状有畏寒、高热、头痛、食欲下降、肢体酸痛等；扁桃体红肿明显，表面有黄白色脓点，或在隐窝口有黄白色或灰白色点状豆渣样渗出物，可连成一片形似假膜。慢性扁桃体炎主要临床表现为咽部不适、有异物感，刺激性咳嗽，四肢乏力，夜间低热等症状。检查可见扁桃体和舌腭弓慢性充血，表面不平或呈多叶状，可肿大或萎缩变硬。

本病在中医学中属于"乳蛾"范畴。病因病机为风热邪毒外袭，肺胃火热上壅，或病程迁延，火热伤阴，虚火上炎。临床上可见3种证型。①风热外袭证：咽喉肿痛，吞咽不利，发热恶寒，头痛鼻塞，口渴冷饮，舌红苔薄黄，脉浮数。②热毒内盛证：咽喉肿痛，扁桃体有黄白脓点，痛连颌下，吞咽不利，高热烦渴，小便赤黄，大便秘结，舌红苔黄腻，脉滑数。③阴虚火旺证：咽喉干痛，口干少饮，午后潮热，五心烦热，扁桃体肿大紫红，舌红少苔，脉细数。

【治疗选穴】

（1）主穴：扶突、人迎、天突、孔最、合谷。

（2）分型配穴：热毒内盛证加大椎、曲泽、曲池；阴虚火旺证加天柱、肾俞、太溪。

（3）后背排罐。

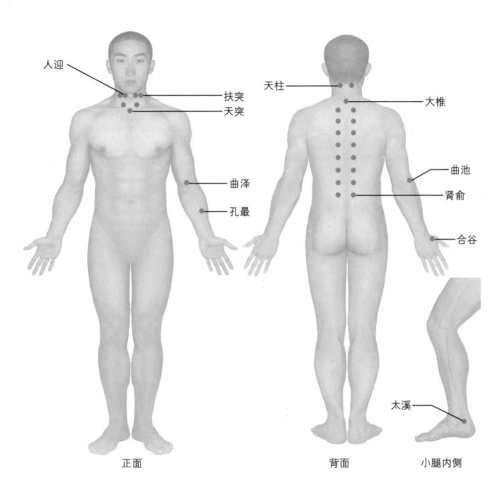

人迎
扶突
天突
曲泽
孔最

天柱
大椎
曲池
肾俞
合谷

太溪

正面　　　　　　　　背面　　　　小腿内侧

图9-12　扁桃体炎取穴

孟所长点评

（1）在扁桃体部位拔罐和后背排罐是治疗本病的重点。

（2）在扁桃体部位（颈前部）涂抹孟氏牌抑菌液是关键，每日涂抹2～3次。

（3）本病患者若坚持治疗，病情可以好转。

十三、牙痛

牙痛是多种牙齿疾病和牙周疾病的常见症状之一。本症的主要临床表现为牙齿疼痛，咀嚼困难。龋齿痛表现为遇冷、热、酸、甜刺激时疼痛加剧；牙周炎表现为牙龈红、肿、热、痛，伴口酸、口臭。

本症在中医学中属于"齿痛"范畴。病因病机为风热外袭，留滞脉络，或胃热素盛，又食辛辣，胃火上灼，或肾阴亏虚，虚火上炎，牙失荣养。临床上常见3种证型。①风热证：突发牙齿剧痛，牙龈肿胀，遇热加剧，或伴腮颊肿胀，舌红苔薄黄，脉浮数。②胃火证：牙痛剧烈，牙龈红肿，甚至溢出脓血，肿连腮颊，口渴，口臭，大便秘结，小便黄赤，舌红苔黄，脉滑数。③肾虚证：牙齿隐隐作痛，时痛时止，日久不愈，牙龈萎缩，伴腰膝酸软，舌质嫩红、少苔，脉细数。

【治疗选穴】

（1）主穴：承浆、下关、颊车、大迎。

（2）分型配穴：风热证加大椎、合谷；胃火证加胃俞、内关、承山；肾虚证加肾俞、志室。

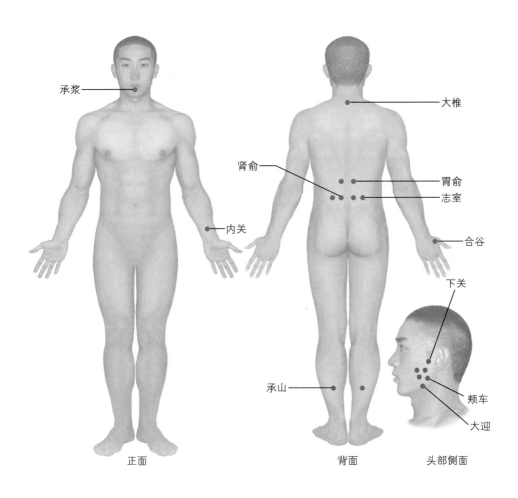

承浆

大椎

肾俞

胃俞

志室

内关

合谷

下关

承山

颊车

大迎

正面

背面

头部侧面

图9-13 牙痛取穴

孟所长点评

（1）在疼痛的腮颊处拔罐是治疗本病的重点。

（2）在口腔内牙痛处直接涂抹孟氏牌抑菌液是关键，每日涂抹3～5次。

（3）牙痛反复发作者应去医院口腔科就诊。

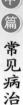
十四、复发性口腔溃疡

复发性口腔溃疡又称复发性口疮，临床表现为反复发作的口腔黏膜溃疡呈圆形或椭圆形，溃疡表浅而有黄白色纤维素渗出，边缘整齐，周围绕有红晕，呈单发或多发，有灼痛感，以唇内侧、舌尖、舌缘、舌腹、颊部、软腭和腭弓等部位多见。

本病在中医学中属于"口疮""口疳"等范畴。病因病机为思虑过度，心火上炎，发为口疮，或心脾气血两亏，口腔失养，发为口疮。临床上常见3种证型。①心火上炎证：舌体生疮，舌红痛重，口渴冷饮，心烦失眠，小便黄赤，舌尖红赤，脉细数。②阴虚火旺证：溃疡反复发作，灼热疼痛，口燥咽干，五心烦热，失眠，舌红少苔，脉细数。③气血两虚证：溃疡多因劳累诱发或加重，黏膜色白，疼痛较轻，神疲乏力，头晕目眩，心悸气短，舌淡红，脉细弱。

【治疗选穴】

（1）分型配穴：心火上炎证选大椎、曲池；阴虚火旺证选身柱、三阴交；气血两虚证选足三里、三阴交。

（2）后背排罐。

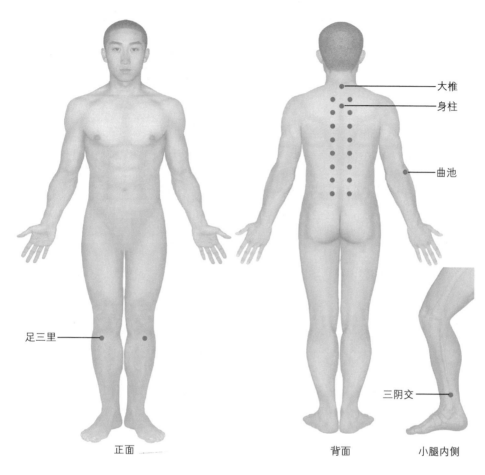

大椎

身柱

曲池

足三里

三阴交

正面   背面   小腿内侧

图9-14　复发性口腔溃疡取穴

孟所长点评

（1）在后背排罐是治疗本病的重点。

（2）本病与免疫力低下有关，应配合服用参芝胶囊以提高免疫力。

（3）本病较顽固，治疗周期一定要在半年以上，只要患者坚持治疗，病情可以好转。

十五、颞下颌关节紊乱综合征

颞下颌关节紊乱综合征是由于颞下颌关节功能失调引起的关节酸胀疼痛、张口运动障碍、关节区弹响等症状的疾病，女性较男性多见。本病的主要临床表现为颞下颌关节处疼痛，每因咀嚼、讲话而加重，下颌运动障碍，常伴有轻重不等的弹响，两侧咀嚼肌、下颌角、下颌骨发育不对称，有压痛。部分患者伴有耳鸣、耳闷、眩晕等症状。

本病在中医学中属于"痹证""颊车骱痛"范畴。病因病机为风、寒、湿三邪侵袭人体，痹阻经络，或因肝肾亏损，筋骨失养而发病。临床上常见2种证型。①风寒湿痹证：颞下颌关节疼痛，开口不利，咀嚼受限，关节弹响，遇寒加重，得热稍减，舌淡苔薄白，脉弦紧。②肝肾不足证：颞颌关节强直，开口不利，咀嚼障碍，关节弹响，时有酸痛，腰膝酸软，头晕耳鸣，舌红，脉细弱。

【治疗选穴】

（1）主穴：太阳、下关、颊车。

（2）分型配穴：风寒湿痹证加风池、外关；肝肾不足证证加肝俞、肾俞、合谷、足三里。

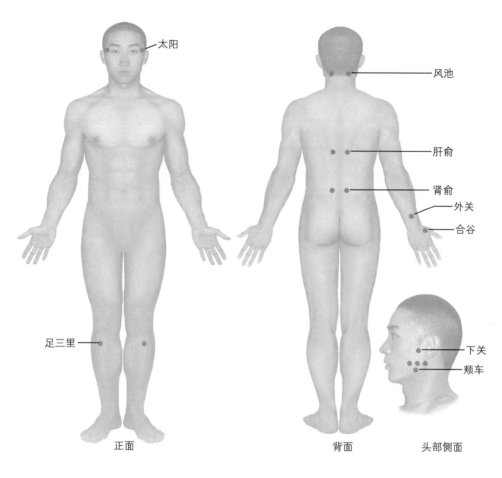

太阳

风池

肝俞

肾俞

外关

合谷

足三里

下关

颊车

正面

背面

头部侧面

图9-15　颞下颌关节紊乱综合征取穴

孟所长点评

（1）在疼痛的腮颊处拔罐是治疗本病的重点。

（2）患者需注意改变不良的咀嚼习惯。

（3）本病患者若坚持治疗，病情可以好转。

第十章
皮肤科疾病

一、湿疹

湿疹是由多种内外因素引起的真皮浅层及表皮炎症。根据病程和临床特点可分为急性、亚急性和慢性湿疹。本病的主要临床表现为皮肤出现红斑、丘疹、水疱、糜烂、渗液、结痂，奇痒难忍，经久不愈者会有苔藓样变。

本病在中医学中属于"浸淫疮"范畴。临床上常见3种证型。①湿热内盛证：皮肤出现红斑、水疱，瘙痒较重，黄水淋漓，气腥而黏，或结黄痂，或皮肤糜烂，身热心烦，苔黄腻，脉滑数。②脾虚夹湿证：皮损颜色暗淡，瘙痒流水，或起水疱，身倦乏力，纳呆腹胀，苔腻，脉细缓。③血虚风燥证：疮形浸润肥厚，颜色暗淡，痒甚，病程较久，可伴有色素沉着，纳食不香，舌淡苔白，脉缓。

【治疗选穴】

（1）主穴：肺俞、大椎、足三里、三阴交。

（2）分型配穴：湿热内盛证加曲池、血海；脾虚夹湿证加神阙；血虚风燥证加血海。

（3）后背排罐。

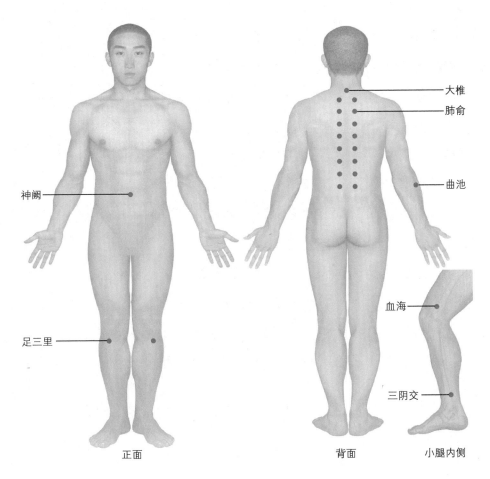

大椎

肺俞

曲池

神阙

足三里

血海

三阴交

正面

背面

小腿内侧

图10-1　湿疹取穴

孟所长点评

（1）在后背排罐是治疗本病的重点。

（2）在患处直接用孟氏牌抑菌液涂抹是关键，每日涂抹2～3次。

（3）急性湿疹患者要避免刺激皮损部位，勿搔抓，勿用肥皂水洗。

（4）本病患者若坚持治疗，病情可以好转。

二、痤疮

痤疮是毛囊皮脂腺单位的慢性炎症性疾病。本病多见于15~30岁的青年男女，皮损主要发生于面部，尤其是前额与双颊部，其次是胸部、背部及肩部。初起多为粉刺，常为对称性分布，多伴有毛孔粗大和皮脂溢出，粉刺在发展过程中可演变成炎症性丘疹、脓疱、结节、脓肿及囊肿，最后形成瘢痕。

本病在中医学中属于"面疱""酒刺""粉刺"等范畴。病因病机为肺经血热，熏蒸面部，或恣食肥甘厚味，脾胃积热，熏蒸凝滞而致本病。临床上常见3种证型。①肺经血热证：颜面潮红，粉刺焮热疼痛，或有脓疱，舌红苔薄黄，脉细数。②肠胃湿热证：皮疹红肿疼痛，便秘尿赤，纳呆腹胀，苔黄腻，脉滑数。③脾虚痰湿证：皮疹以脓疱、结节、囊肿、瘢痕为主，头皮、颜面油脂多，伴纳呆便溏，苔腻，脉滑。

【治疗选穴】

（1）分型配穴：肺经血热证选大椎、肺俞、肾俞、三阴交；肠胃湿热证选曲池、合谷、曲泽、足三里；脾虚痰湿证选脾俞、足三里、丰隆。

（2）后背排罐。

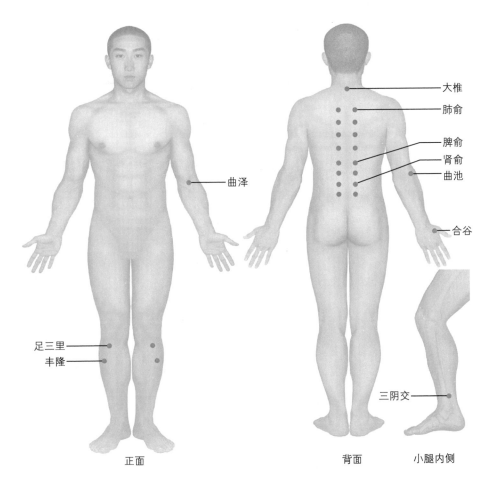

大椎

肺俞

脾俞

肾俞

曲池

合谷

曲泽

足三里

丰隆

三阴交

正面　　　　　　　　　　　　背面　　　　小腿内侧

图10-2　痤疮取穴

孟所长点评

（1）在患处用孟氏牌抑菌液涂抹是治疗本病的关键，每日涂抹2～3次。

（2）病情严重者需坚持后背排罐，后背排罐可以调整肺、脾、胃及其他脏腑功能。

（3）面部粉刺切忌挤压，以防留下瘢痕。

（4）本病患者若坚持治疗，病情可以好转。

三、银屑病（牛皮癣）

银屑病又称牛皮癣，是一种以皮肤出现鳞屑性红斑或斑块为主要症状，并易于复发的慢性炎症性皮肤病。本病在临床上分为寻常型、红皮病型、脓疱型和关节病型4种证型，其中寻常型银屑病最为常见，主要临床表现为皮肤出现红色丘疹、斑丘疹，后逐渐扩展成为边界清楚的红色斑块，表面覆盖多层银白色鳞屑，多发于四肢伸侧、头皮、发际等部位，局部奇痒，刮去鳞屑可见淡红色发光半透明薄膜，鳞屑抓脱后基底部有点状出血，如匕首所刺状。

本病在中医学中属于"白疕""松皮癣"等范畴。病因病机是风热之邪外袭毛窍，或冲任营血亏耗，化燥生风，肌肤失养。临床上常见2种证型。①血热证：皮损发展快，呈红色，鳞屑较多，自觉瘙痒，心烦易怒，口干舌燥，小便黄赤，大便秘结，舌红苔薄黄，脉弦数。②冲任不调证：皮损每因月经来潮而发生或加重，泛发潮红，明显瘙痒，伴月经不调，痛经，舌质紫暗有瘀点，脉弦细。

【治疗选穴】

（1）直接在患处拔罐。

（2）分型配穴：血热证选大椎、风门、肺俞、血海；冲任不调证选神阙、阴陵泉、足三里、三阴交。

（3）后背排罐。

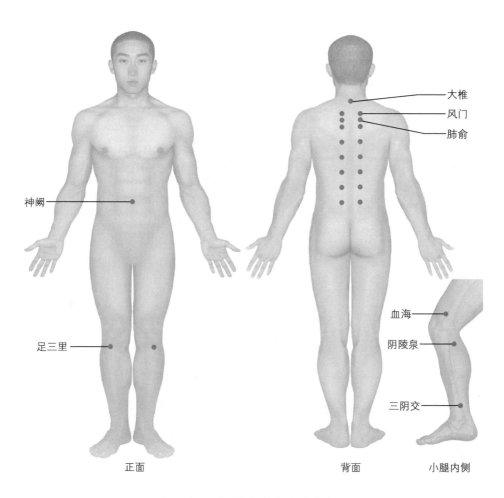

神阙

足三里

大椎
风门
肺俞

血海
阴陵泉
三阴交

正面

背面

小腿内侧

图10-3　银屑病（牛皮癣）取穴

孟所长点评

（1）在患处直接拔罐和后背排罐是治疗本病的重点，拔罐时力度可适当加大，在出血疱、水疱处可连续拔罐治疗。

（2）在患处用孟氏牌抑菌液涂抹是关键，每日涂抹2～3次。

（3）本病为慢性、顽固性疾病，坚持后背排罐半年至1年以上，疗效显著。

四、荨麻疹

荨麻疹是一种常见的过敏性皮肤病。常见病因包括食物、感染、药物及物理、精神等因素。根据病程与病因，可将荨麻疹分为自发性荨麻疹和诱导性荨麻疹。其中自发性荨麻疹又可分为急性自发性荨麻疹与慢性自发性荨麻疹。急性自发性荨麻疹发病急，临床表现为皮肤突然瘙痒，经搔抓后局部发红，随即出现大小不等、隆起的风团，周围红晕，数分钟或数小时内风团变为红斑并逐渐消失。慢性自发性荨麻疹全身症状一般较轻，风团时多时少，可反复发作，经年累月不断。

本病在中医学中属于"瘾疹"等范畴。病因病机为风寒、风热蕴结肌肤，或过食膏粱厚味而湿热内生，郁于肌肤而发病。临床上可见5种证型。①风寒束表证：皮疹色粉白或淡红，以头面、手足为主，吹风受凉后加重，舌淡苔白，脉浮紧。②风热客表证：突发风团色红，灼热剧痒，遇热加重，发热恶寒，心烦口渴，舌红苔薄黄，脉浮数。③脾胃湿热证：发病较急，皮疹色红成片，脘腹疼痛，肠鸣腹泻，小便短赤，舌红苔黄腻，脉滑数。④气血两虚证：荨麻疹反复发作，迁延日久，劳累后加重，疹块色淡，神疲气短，面色无华，纳少，舌淡胖，脉细弱。⑤冲任失调证：风疹在经前发生，经后自消，伴月经不调、痛经，经色紫暗，舌暗红有瘀斑，脉弦细。

【治疗选穴】

（1）选穴：风池、大椎、曲池、合谷、血海、足三里、三阴交。

（2）后背排罐。

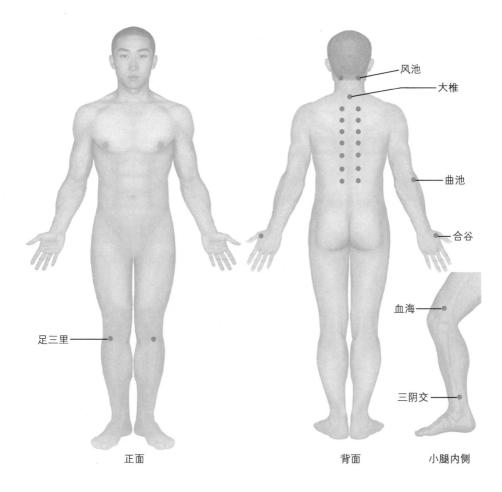

风池
大椎
曲池
合谷
血海
三阴交

足三里

正面　　　　　　　　　　　背面　　　小腿内侧

图10-4　荨麻疹取穴

孟所长点评

（1）在后背排罐是治疗本病的重点。

（2）在发病部位用孟氏牌抑菌液涂抹是关键，每日涂抹2～3次。

（3）慢性自发性荨麻疹患者应配合服用参芝胶囊以提高免疫力。

（4）本病患者若出现喉头水肿、胸闷、呼吸困难等症状，应及时去医院治疗。

（5）本病患者若坚持治疗，病情可以好转。

五、足癣

足癣又名脚气，是皮肤癣菌侵犯足趾间、足跖、足跟、足侧缘后引起的浅表真菌感染。本病初起损害常有浸渍，轻微脱屑，在足趾有明显的小片状脱屑，呈弧形或环状附于皮损的边缘，患者自觉瘙痒，在足底和趾间常发生较大的水疱，疱壁较厚，不易自行破溃，水疱往往聚集成群，患者多感剧烈瘙痒。此外可有红斑、糜烂、皲裂等症状，好发于第三、第四脚趾间，奇痒难忍。往往夏季病情加重，冬季减轻。足跖、足跟和足侧缘还常表现为皮肤角化过度，粗糙无汗，寒冷季节时皮肤皲裂，严重者可波及整个足跖和足背。

本病在中医学中属于"脚湿气""田螺疱"等范畴。病因病机为脾胃二经湿热下注，或久居湿地，水中劳作，感染湿毒而成。

【治疗选穴】

选穴：曲池、外关、合谷、足三里、三阴交、涌泉。

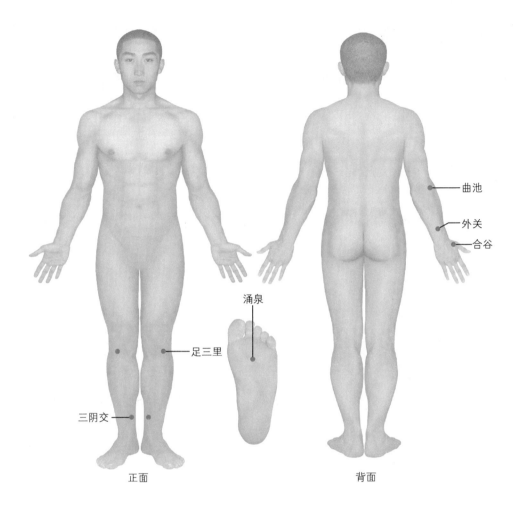

曲池

外关

合谷

涌泉

足三里

三阴交

正面　　　　　　　　　　背面

图10-5　足癣取穴

孟所长点评

　　（1）在发病部位用孟氏牌抑菌液涂抹是治疗本病的重点，每日涂抹1～2次。

　　（2）胼胝、鸡眼也可通过在患处涂抹孟氏牌抑菌液和直接拔罐进行治疗，疗效显著。

六、神经性皮炎

神经性皮炎又称为慢性单纯性苔癣，是一种皮肤神经功能失调所致的肥厚性皮肤病，以患部皮肤苔癣样变和阵发性剧痒为特征。初起患部仅有阵发性瘙痒，并无皮疹，经常被搔抓和摩擦刺激后出现扁平的多角形（或圆形）丘疹，皮肤增厚，纹理加深，表面干燥粗糙，并有灰白色鳞屑而成苔癣样变，搔抓刺激可使苔癣样变程度加剧，患部皮肤常呈现抓痕、血痂及继发感染。本病好发于颈项及额部，呈对称分布，也可沿皮肤皱褶或神经分布呈线状排列。

本病在中医学中属于"牛皮癣""顽癣"等范畴。病因病机为风热阻滞肌肤，或因情志不遂，心火上炎，气血运行失调，凝滞肌肤，日久耗血伤阴，血虚风燥，肌肤失养。临床上常见2种证型。①风热夹瘀证：皮损成片，粗糙肥厚，或伴有红斑，瘙痒阵作，舌红或有瘀点，苔薄黄，脉弦数。②血虚风燥证：皮损色淡或灰白，肥厚粗糙，瘙痒脱屑，心悸失眠，神疲乏力，舌淡苔白，脉细弱。

【治疗选穴】

（1）直接在患处拔罐。

（2）分型配穴：风热夹瘀证选风池、大椎、曲池、血海、阴陵泉、委中；血虚风燥证选风池、膈俞、内关、神门、曲池、三阴交。

（3）严重者后背排罐。

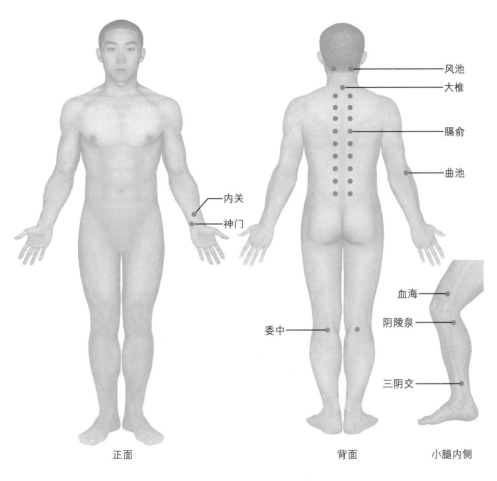

风池

大椎

膈俞

曲池

内关

神门

委中

血海

阴陵泉

三阴交

正面　　　　　　　　　　　背面　　　　小腿内侧

图10-6　神经性皮炎取穴

孟所长点评

（1）在患处拔罐和后背排罐是治疗本病的重点。

（2）在发病处用孟氏牌抑菌液涂抹是关键，每日涂抹2～3次。

（3）患者宜保持心情舒畅，忌食辛辣、腥膻之品，忌饮醇酒。

（4）本病患者若坚持治疗，病情可以好转。

七、带状疱疹

带状疱疹是由水痘-带状疱疹病毒引起的累及神经和皮肤的感染性皮肤病。多发于春、秋季，发病前可有乏力、发热、食欲缺乏等全身症状，局部皮肤有灼痛，触之有明显的痛觉。2~3天后，局部皮肤潮红，继而出现簇集性粟粒状丘疹，迅速变为水疱，不相融合，疱疹沿某一周围神经呈带状排列。数日后结痂，愈后局部遗留暂时性淡红斑或色素沉着。本病常发生于胸部、腹部、背部、腰胁部、腿部及脸部，显著特点是局部灼热疼痛和剧烈神经疼痛。

本病在中医学中属于"缠腰火丹""蜘蛛疮""蛇串疮"等范畴。病因病机为情志不畅，肝胆火盛熏蒸肌肤而发，或饮食不节，蕴湿化热，湿热内蕴，外溢肌肤而发。临床上常见3种证型。①肝经郁热证：皮损鲜红，疱壁紧张，灼热刺痛，烦躁易怒，口苦咽干，小便短赤，大便秘结，舌红苔薄黄，脉弦数。②脾经湿热证：皮损淡红，起黄白水疱，疱壁松弛，渗水糜烂，腹胀纳少，大便稀黏，苔黄腻，脉滑数。③气滞血瘀证：皮疹消退后，局部疼痛不止，夜间痛重，舌质暗红有瘀点，苔薄白，脉弦细。

【治疗选穴】

（1）在疼痛处直接拔罐。

（2）分型配穴：肝经郁热证选大椎、曲池、支沟、合谷；脾经湿热证选内关、中渚、足三里、三阴交；气滞血瘀证选期门、血海、三阴交。

（3）病情严重者应后背排罐。

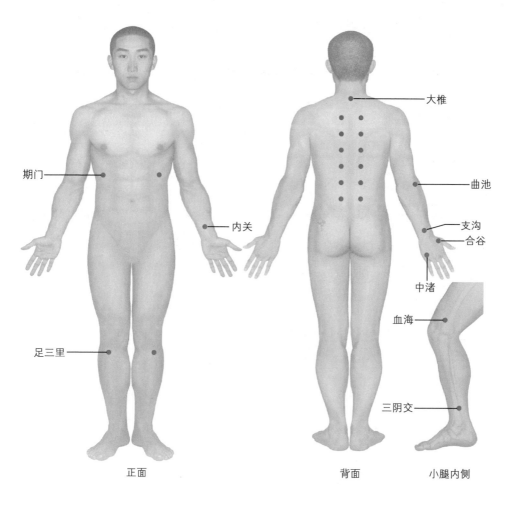

期门

内关

足三里

正面

大椎

曲池

支沟

合谷

中渚

血海

三阴交

背面

小腿内侧

图10-7　带状疱疹取穴

孟所长点评

（1）在阿是穴拔罐和后背排罐是治疗本病的重点。

（2）本病较顽固，治疗周期较长，采用孟氏中药拔罐疗法时一定要坚持治疗，病情才能有所好转。

八、斑秃

斑秃是指头皮部突然发生局限性斑状脱发，多见于青壮年。主要临床表现为头部出现圆形或椭圆形斑状脱发，边界清楚，患部皮肤光滑，无炎症、鳞屑和瘢痕。重者继续发展，于短期内大片毛发或全头毛发脱落，称为全秃。更甚时眉毛、胡须、腋毛、阴毛等均可脱落，称普秃。

本病在中医学中属于"油风"范畴。病因病机为肝肾阴虚不能上荣，或情志不畅，气滞血瘀，发失所养。临床上常见3种证型。①血虚风盛证：头发突然成片脱落，头晕心悸，失眠健忘，面色无华，苔薄白，脉细数。②肝肾不足证：头发大片脱落，甚则全脱，腰膝酸软，头晕耳鸣，失眠多梦，舌淡苔少，脉弦细。③气滞血瘀证：头发成片脱落，甚则须眉俱落，头痛失眠，面色晦暗，舌有瘀点，脉细涩。

【治疗选穴】

（1）在患处直接用小号罐进行治疗。

（2）分型配穴：血虚风盛证选风池、心俞、膈俞、脾俞、足三里；肝肾不足证选关元、膈俞、肝俞、肾俞、三阴交；气滞血瘀证选风池、肺俞、膈俞、肝俞、血海。

（3）后背排罐。

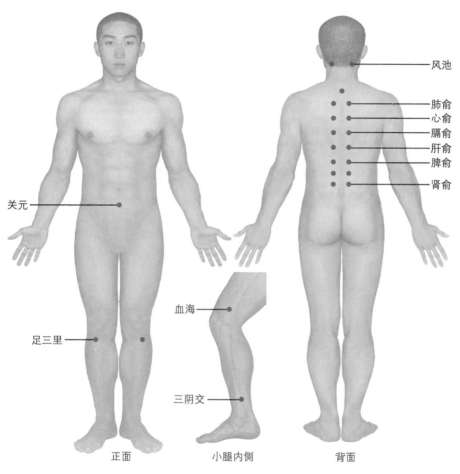

风池

肺俞
心俞
膈俞
肝俞
脾俞
肾俞

关元

血海

足三里

三阴交

正面　　　　小腿内侧　　　　背面

图10-8　斑秃取穴

孟所长点评

（1）在患处直接拔罐和后背排罐是治疗本病的重点。

（2）在患处用孟氏牌抑菌液涂抹是关键，每日涂抹2～3次。

（3）注意头皮卫生，不用碱性强的洗发水或肥皂洗发，以免加重病情。

（4）本病患者若坚持治疗，病情可以好转。

九、黄褐斑

黄褐斑是一种以面部发生黄褐色色素沉着斑为特征的皮肤病。中青年女性多见。临床表现为皮损为淡褐色、深褐色或黄褐色斑片，日晒后色素加深，多对称分布于额、眉、颊、鼻、上唇等处。

本病在中医学中属于"黧黑斑""面尘"等范畴。病因病机为情志失调，化火伤阴，致使颜面气血失和，或饮食失节，湿热熏蒸头面，或劳欲过度，伤及肾精，肾阴不足，虚火上炎，以致肌肤失养而发病。临床上常见3种证型。①肝郁气滞证：皮肤呈现浅褐色或深褐色点状或蝶状斑，边界清晰，以颜面、目周、鼻周多见，两胁胀痛，烦躁易怒，舌苔薄黄，脉弦数。②湿热内蕴证：皮损见于前额、颜面、口唇、鼻部，边界不清，自边缘向中心颜色逐渐加深，渴不欲饮，苔黄腻，脉滑数。③阴虚火旺证：皮损多见于鼻、额、面颊部，大小不定，边界清楚，五心烦热，心悸失眠，舌红少苔，脉细数。

【治疗选穴】

（1）分型配穴：肝郁气滞证选太冲；湿热内蕴证选丰隆、三阴交；阴虚火旺证选复溜、太溪。

（2）后背排罐。

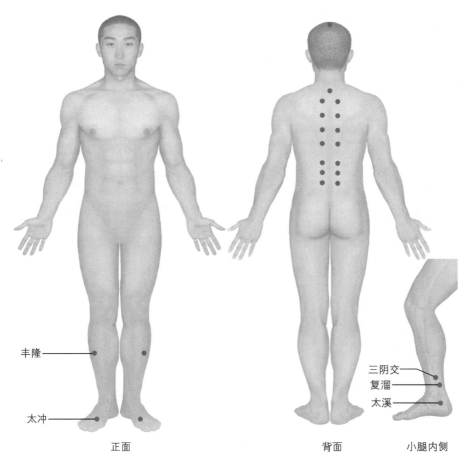

丰隆

太冲

正面

三阴交
复溜
太溪

背面　　　　　小腿内侧

图10-9　黄褐斑取穴

孟所长点评

（1）在后背排罐是治疗本病的重点。

（2）患者应避免过度紧张、劳欲过度，在工作、生活中学会放松。

（3）患者应避免强烈的阳光直射。

（4）本病治疗难度较大，应坚持使用孟氏整体疗法。

十、脂溢性皮炎

脂溢性皮炎是指在头面、胸背等皮脂溢出部位的慢性、复发性、炎症性皮肤病。本病好发于皮脂腺丰富的部位，常先自头部开始，逐渐向下发展，重者泛发全身。患者往往在皮脂溢出的基础上，出现黄色或淡红色斑，多数有不同程度的炎症，并伴有油脂状鳞屑，红斑可互相融合成片，出现渗出和结痂，重者形成湿疹样糜烂面。3个月内的婴儿发生脂溢性皮炎时多无皮脂溢出的表现，主要损害为红斑，表面有黏着性鳞屑，边缘清楚。本病病程较长，常反复发作，多年不愈，严重者可发展成红皮病，损害自头部开始，逐渐波及全身，皮肤呈弥漫性潮红、脱屑。

本病在中医学中属于"白屑风""油风""面游风"等范畴。病因病机为饮食不节，过食油腻食物，脾胃湿热，或情志不畅，肝郁气滞，肝火与湿热搏结，蕴于肌肤而致本病。

【治疗选穴】

（1）取穴：百会、四神聪、完骨、风池。

（2）头部穴位按摩。

（3）后背排罐。

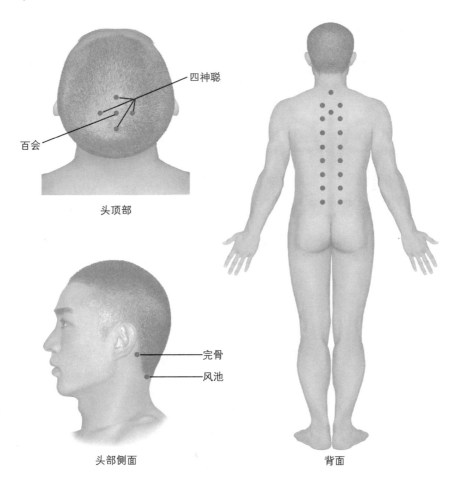

四神聪

百会

头顶部

完骨

风池

头部侧面

背面

图10-10 脂溢性皮炎取穴

孟所长点评

（1）在后背排罐是治疗本病的重点。

（2）在患处涂抹孟氏牌抑菌液是关键，每日涂抹2～3次。

（3）患者需配合健康饮食，少吃或不吃油腻食物。

（4）本病患者若坚持治疗，病情可以好转。

十一、丹毒

丹毒是累及皮肤深部组织的急性感染性疾病。本病常发于颜面部及小腿部位，多为单侧发病。主要表现为皮肤呈水肿性红斑，灼热疼痛，色如涂丹，边缘清楚并略隆起，轻压可使红色消退，压力除去后，红色即恢复，红肿向四周蔓延时，中央颜色转为棕黄。附近淋巴肿大疼痛，并伴有头痛、高热、寒战等全身症状。

本病在中医学中属于"丹毒"范畴。病因病机为感染毒邪，或内有蕴热，内外合邪而发。临床上常见3种证型。①外感蕴毒证：皮损发于头面部，局部红肿热痛，头痛头涨，伴发热恶寒，口渴咽痛，苔薄黄，脉浮数。②肝郁化火证：胁肋红肿，热痛，烦躁易怒，舌红苔黄，脉弦数。③湿热内盛证：下肢红肿热痛，按之痛重，肢体困重，苔黄腻，脉滑数。

【治疗选穴】

（1）主穴：足三里、阳陵泉、上巨虚、丰隆、下巨虚、三阴交。

（2）后背排罐。

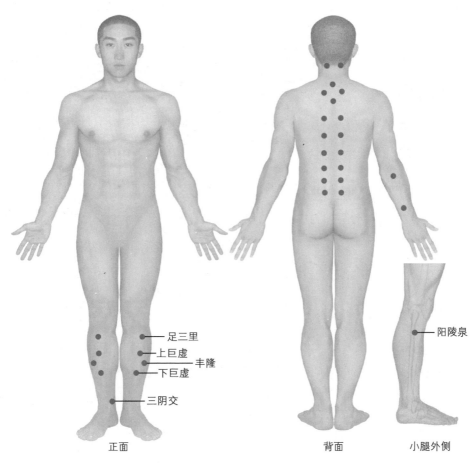

足三里
上巨虚
丰隆
下巨虚
三阴交
阳陵泉

正面   背面   小腿外侧

图10-11　丹毒取穴

孟所长点评

（1）在后背排罐是治疗本病的重点。

（2）在患处直接涂抹孟氏牌抑菌液是关键，每日涂抹2～3次。

（3）病情较重者应中西医结合诊治。

（4）本病患者若坚持治疗，病情可以好转。

第十一章
儿科疾病

一、消化不良

消化不良是婴幼儿时期最常见的疾病之一，以夏季最多见。临床表现为大便次数增多，排便稀薄黄绿色，带有不消化乳块及黏液。

本病在中医学中属于"泄泻"范畴。临床上常见5种证型。①伤食泻：大便腐臭，矢气较多，腹胀腹痛，嗳气酸馊，口臭，舌苔厚腻，脉滑。②风寒泻：便稀多沫，肠鸣腹痛，鼻塞，流清涕，舌苔白润，脉浮。③湿热泻：大便水样，量多次频，夹杂不消化乳食，伴有发热烦躁，口渴尿黄，苔黄腻，脉滑数。④脾虚泻：时泻时止或久泻不愈，色淡不臭，带有白色奶块或食物残渣，神疲倦怠，面色苍白，舌淡苔薄白，脉沉弱。⑤脾肾阳虚泻：久泻不止，食入即泻，甚或脱肛，形寒肢冷，神疲倦怠，舌淡苔白，脉微细。

【治疗选穴】

（1）分型配穴：伤食泻选中脘、天枢、内关、足三里；风寒泻选天枢、大椎、上巨虚、三阴交；湿热泻选天枢、曲池、阴陵泉、足三里；脾虚泻选中脘、脾俞、关元俞、足三里；脾肾阳虚泻选脾俞、命门、肾俞、上巨虚。

（2）后背排罐。

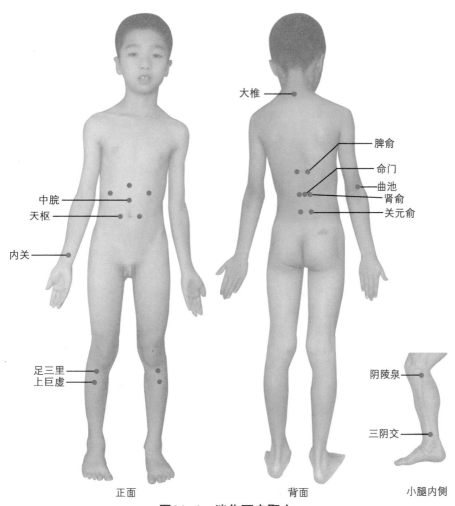

大椎

脾俞

命门

曲池

肾俞

关元俞

中脘

天枢

内关

足三里

上巨虚

阴陵泉

三阴交

正面　　　　　　　　背面　　　　　　小腿内侧

图11-1　消化不良取穴

孟所长点评

（1）在腹部和后背排罐是治疗本病的重点。

（2）在给小儿拔罐时操作宜轻柔，勿使负压过大，每次拔罐时间以10分钟左右为宜。

（3）对于小儿腹痛，拔罐的治疗效果很好。

二、小儿腹泻

小儿腹泻根据病程的长短可分为急性腹泻和慢性腹泻，而急性腹泻在临床上又分轻、重两型。①轻型腹泻：每昼夜腹泻10次以内，大便呈稀糊或水样，色黄或绿，有酸味，体温正常或稍高，全身症状轻。②重型腹泻：每昼夜腹泻10次以上，大便呈水样，混有黏液，呕吐频繁，严重者可见呕吐咖啡样物，体温可达39～40℃，伴有精神烦躁、面色苍白、意识模糊甚至昏迷、休克。

本病在中医学中属于"泄泻"范畴。病因病机为外感暑湿，或饮食不节，或猝受惊吓，或病后失调，使脾胃功能失调而致泄泻。临床上常见5种证型。①风寒泻：泄泻清稀，腹痛肠鸣，恶寒鼻塞，舌淡苔薄白，脉浮紧。②湿热泻：泻下稀薄或黏稠，夹有不消化食物，身热口渴，夜卧不安，苔黄腻，脉滑数。③伤食泻：大便酸臭，腹痛，泻后痛减，苔厚腻，脉滑。④脾虚泻：大便稀溏或完谷不化，久泻不止，面色萎黄，神疲倦怠，纳呆腹胀，舌淡苔白，脉细弱。⑤肾虚泻：大便稀溏，完谷不化，或食入即泻，形寒肢冷，舌淡苔薄白，脉微细。

【治疗选穴】

（1）分型配穴：风寒泻选天枢、大椎、大肠俞；湿热泻选天枢、大肠俞、上巨虚；伤食泻选中脘、下脘、足三里；脾虚泻选中脘、气海、脾俞；肾虚泻选脾俞、肾俞、大肠俞、足三里。

（2）下背部排罐。

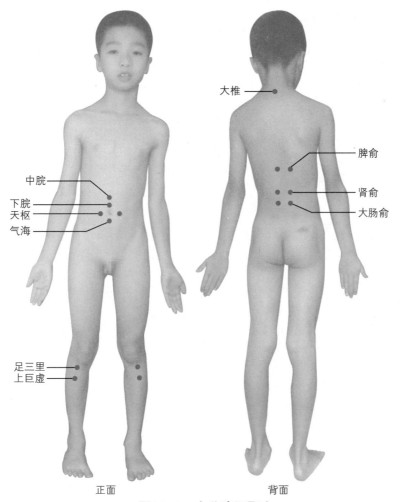

大椎

脾俞

肾俞

大肠俞

中脘

下脘

天枢

气海

足三里

上巨虚

正面

背面

图11-2　小儿腹泻取穴

孟所长点评

（1）在肚脐四周和腰背部排罐是治疗本病的重点。

（2）在给小儿拔罐时操作宜轻柔，勿使负压过大，每次拔罐时间宜10分钟左右为宜。

（3）吐泻、失水严重者，应及时去医院进行综合治疗。

三、小儿支气管炎

小儿支气管炎是指支气管受细菌、病毒感染，或理化因素刺激，或过敏等引起的炎症性疾病。小儿支气管炎有急、慢性之分。急性支气管炎一般起病较急，先有发热、畏寒、鼻塞、咽痛等上呼吸道感染的症状，继而出现咳嗽、咳痰，伴胸骨后不适或钝痛；慢性支气管炎则起病较慢，每年发病持续3个月以上，反复咳嗽、咳痰或伴喘息。

本病在中医学中属于"咳嗽"范畴。病因病机为外邪侵袭，肺卫不利，或各种原因造成脏腑损伤，影响及肺，肺失清肃，气机上逆而为咳。临床上常见4种证型。①风寒束肺证：咳嗽，痰稀白，恶寒发热，鼻流清涕，舌苔薄白，脉浮。②风热犯肺证：咳嗽，痰黄稠，口干咽痛，发热头痛，鼻流浊涕，舌红苔薄黄，脉浮数。③痰湿犯肺证：咳嗽痰多，痰白而稀，胸部满闷，纳呆神倦，舌苔白腻，脉滑。④脾肾阳虚证：咳嗽气喘，动则加剧，痰液清稀，形寒肢冷，舌淡胖，苔白，脉沉细。

【治疗选穴】

（1）分型配穴：风寒束肺证选大椎、风门、肺俞；风热犯肺证选大椎、肺俞、尺泽；痰湿犯肺证选膻中、中府、肺俞、脾俞；脾肾阳虚证选膻中、中府、气海、脾俞、肾俞、足三里。

（2）后背排罐。

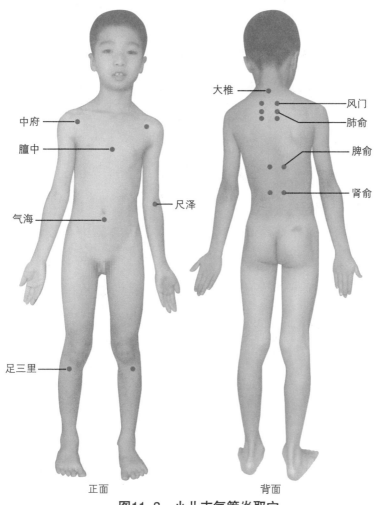

中府
膻中
气海
尺泽
足三里

大椎
风门
肺俞
脾俞
肾俞

正面　　　　　　　　背面

图11-3　小儿支气管炎取穴

孟所长点评

（1）在前胸和后背排罐为治疗本病的重点。

（2）在给小儿拔罐时操作宜轻柔，勿使负压过大，每次拔罐时间以10分钟左右为宜。

四、小儿肺炎

小儿肺炎是由不同病原体或其他因素（如吸入羊水、油类或过敏反应等）引起的肺部炎症性疾病，其中最常见的是支气管肺炎。支气管肺炎临床起病较急，一般在感冒后发病，典型症状为发热、咳嗽、呼吸困难，严重者鼻翼扇动、口唇发绀，肺部后期可闻及中、细湿啰音，甚则出现意识不清、呼吸不规则、血压下降等症状。

本病在中医学中属于"肺热喘嗽"范畴。病因病机为外感风邪，肺失宣降，或小儿形气未充，肺脏娇嫩，卫外不固。临床上常见3种证型。①风热犯肺证：突然发热恶寒，咳嗽，咳黄白痰，呼吸急促，鼻翼扇动，面赤唇红，咽喉肿痛，舌尖红苔薄黄，脉浮数。②痰热壅肺证：高热烦躁，咳嗽气促，喉中痰鸣，鼻翼扇动，口渴唇燥，胸闷胀满，舌红苔黄腻，脉滑数。③正虚邪恋证：午后低热，咳嗽痰黏，五心烦热，舌红苔薄白，脉细数。

【治疗选穴】

（1）分型配穴：风热犯肺证取大椎、风门、肺俞、曲池、尺泽；痰热壅肺证取中府、肺俞、尺泽、丰隆；正虚邪恋证取中脘、肺俞、膏肓俞、足三里。

（2）后背排罐。

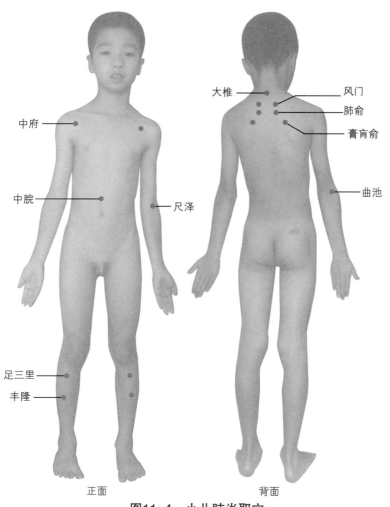

中府

中脘

尺泽

足三里

丰隆

正面

大椎

风门

肺俞

膏肓俞

曲池

背面

图11-4　小儿肺炎取穴

孟所长点评

（1）在前胸和后背排罐是治疗本病的重点。

（2）在给小儿拔罐时操作宜轻柔，勿使负压过大，每次拔罐时间以10分钟左右为宜。

（3）病情严重者应及时去医院进行综合治疗。

五、小儿厌食

小儿厌食是指小儿较长时间食欲不振，甚则拒食的病证，多见于1~6岁儿童。本病临床表现为患儿长期食欲不振，见食不贪，甚则拒食，病初患儿精神状态比较正常，病程久则患儿体重减轻，发育迟缓，精神疲惫，免疫力下降。

本病在中医学中属于"小儿厌食""恶食"等范畴。病因病机为长期饮食失节，损伤脾胃而发病。临床上常见3种证型。①脾失健运证：纳呆食少，嗳气泛恶，甚则拒食，面色少华，形体偏瘦，舌淡红苔薄腻，脉尚有力。②胃阴不足证：口干多饮而不思进食，皮肤干燥失润，大便干结，小便短黄，烦躁少寐，手足心热，舌光红少津或苔剥脱，脉细。③脾胃气虚证：厌食或拒食，大便溏泄且夹有不消化食物，面色萎黄，形体消瘦，肢倦乏力，易汗出，舌淡胖嫩，苔薄腻，脉虚弱。

【治疗选穴】

（1）分型配穴：脾失健运证取章门、脾俞、足三里；胃阴不足证取胃俞、足三里；脾胃气虚证取中脘、脾俞、胃俞、足三里。

（2）后背排罐。

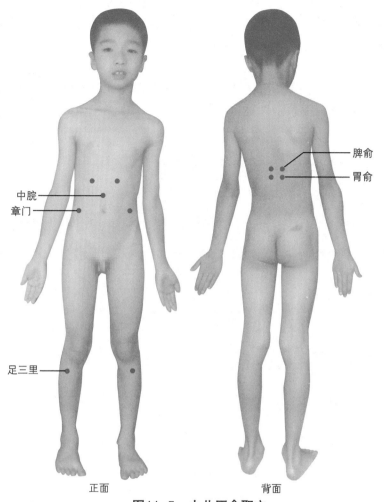

中脘

章门

足三里

正面

脾俞

胃俞

背面

图11-5　小儿厌食取穴

孟所长点评

（1）在小儿腹部和后背排罐是治疗本病的重点。

（2）在给小儿拔罐时操作宜轻柔，勿使负压过大，每次拔罐时间以10分钟左右为宜。

（3）厌食严重者要及时去医院检查是否缺乏微量元素。

（4）适当调节小儿饮食，纠正偏食的不良饮食习惯，限制吃零食，养成定时进餐的习惯。

六、遗尿

遗尿俗称尿床，是指3周岁以上的小儿在睡眠中小便自遗，醒后方觉的一种疾病。多见于3~12岁的儿童。遗尿的主要表现为在睡梦中遗尿，轻者数夜1次，重者每夜1次或1夜数次，部分患儿伴有白天尿频、尿急和遗尿。遗尿还可继发于某些膀胱或全身疾病。

本病的病因病机为肾气亏虚，下元不固，或脾肺气虚，中气下陷，或肝经湿热，下注膀胱。临床上常见3种证型。①下元虚寒证：睡中遗尿，神疲肢冷，面色少华，腰膝酸软，小便清长，舌淡苔薄白或白滑，脉沉迟无力。②脾肺气虚证：在睡梦中遗尿，白天尿频量多，疲劳后遗尿加重，神疲肢倦，舌淡苔白，脉细弱。③肝经湿热证：夜间遗尿，小便黄臊，性情急躁，夜卧不安或夜间咬牙，苔薄黄，脉弦滑。

【治疗选穴】

（1）主穴：关元、中极、三阴交。

（2）分型配穴：下元虚寒证加肾俞；脾肺气虚证加气海、肺俞、脾俞、足三里；肝经湿热证加肝俞、阴陵泉。

（3）后背排罐。

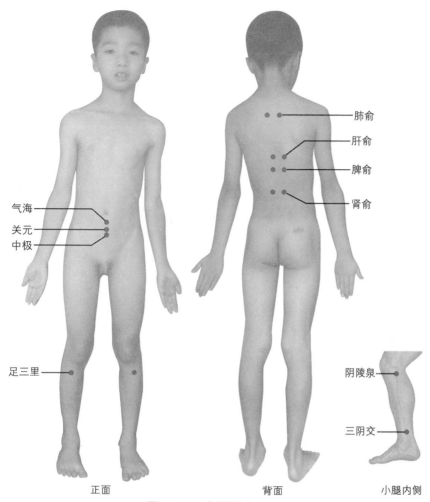

图11-6 遗尿取穴

气海
关元
中极
足三里

肺俞
肝俞
脾俞
肾俞

阴陵泉
三阴交

正面　　　　　　　　背面　　　　　　小腿内侧

孟所长点评

（1）在下腹部和后背排罐是治疗本病的重点。

（2）在给小儿拔罐时操作易轻柔，勿使负压过大，每次拔罐时间以10分钟左右为宜。

（3）在治疗期间，夜间应定时唤醒儿童排尿，以养成定时排尿的习惯。

（4）本病患者若坚持治疗，病情可以好转。

第十一章　儿科疾病的治疗

259

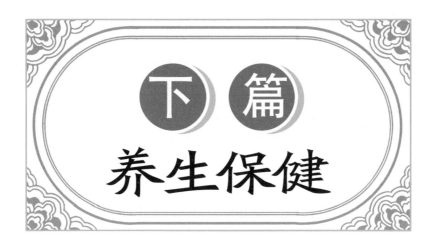

下篇

养生保健

第十二章
孟氏中药拔罐疗法养生保健八大要穴

笔者认为，在以下8个穴位处经常施以中药拔罐疗法，对养生保健及疾病治疗有重要意义。

1. 百会　百会位于巅顶正中，手足三阳经与五脏六腑的气血皆会于此，故又名三阳五会。在本穴拔罐时患者常需理发，否则影响疗效。头为诸阳之会，在此穴拔罐或经常进行按摩，可预防和治疗脑血管疾病。百会穴提升作用显著，治疗脏器下垂有奇效。

【位置】正坐，后发际正中直上7寸，头部中线与两耳尖连线交点处。

【作用】平肝息风，清热开窍，升阳益气，醒脑宁神。

【主治】中风失语、癫狂、痫证、头痛、眩晕、老年健忘、心悸、耳鸣耳聋、高血压、脑供血不足、鼻塞、痔疮、泄泻、阴挺、口噤、胃下垂、子宫脱垂、脱肛等。

2. 大椎　大椎属督脉之穴，为手足三阳经与督脉的交会穴，位于人体颈背部，故为阳中之阳穴，具有统领一身之阳气，联络一身之阴气的作用。临床上常根据患者体形，选择大小适中的罐吸拔于大椎穴之上，留罐10～20分钟。常在此穴拔罐，具有调节阴阳、疏通经络、行气活血、清热解毒、防病强身、提高免疫力的功效。

【位置】第7颈椎与第1胸椎棘突间正中处，低头时明显。

【作用】清热解表，疏风散寒，息风止痉，安神益髓。

【主治】发热、头痛、咳嗽、气喘、咽炎、扁桃体炎、疟疾、精神病、血液病、消化系统疾病、皮肤病、瘫痪及一切虚弱病证等。

3. 内关　内关为手厥阴心包经的一个重要穴位。临床上宜选择小号罐吸拔，留罐10～20分钟，至皮肤出现红色瘀血现象为止。常在此穴拔罐，可使手厥阴心包经气血畅通，对心血管疾病的预防和治疗有重要作用，故内关穴被称为"救命穴""心脏穴"。

【位置】腕横纹上2寸，掌长肌腱与桡侧腕屈肌腱之间。

【作用】宁心安神，理气和胃，疏经活络。

【主治】心悸、心痛、胸闷、烦躁、气短、胃痛、呕吐、呃逆、眩晕、失眠、癫狂、中风热病、中暑、偏瘫、哮喘、偏头痛、手麻等。

4. 合谷　合谷即俗称"虎口"的部位，属手阳明大肠经。手阳明大肠经从食指末端出发，沿手臂外侧，一直到头面部，主治前头、鼻、口齿病，因此，有"面口合谷收"之说法。在此穴拔罐一般宜用小号罐，留罐10～20分钟。治疗时，患者应将手握成拳状后再进行拔罐，效果会更好。另外，常在合谷穴进行拔罐还能保持大肠气血畅通，有利于废物排出，起到养颜、抗衰老的作用。

【位置】手背第1、2掌骨之间，约平第2掌骨桡侧中点处。

【作用】清泄阳明，祛风解毒，疏经通络，镇痛开窍。

【主治】头痛、牙痛、咽喉肿痛、目赤生翳、鼻炎、面肿、口眼㖞斜、聋哑、疟腮、瘾疹、手指痉挛、臂痛、半身不遂、癫狂、发热、无汗、多汗、咳嗽、呕吐、便秘、痢疾、疟疾、痛经、闭经、滞产、小儿惊风、丹毒、疗疮等。

5. 神阙　神阙穴位于脐中，是任脉重要穴位之一。脐为生命之根蒂，是神气出入之门户，故神阙穴之重要不言而喻。拔罐时可选中号罐或大号罐，留罐10～20分钟，负压不宜过大，至皮肤充血或轻度瘀血即止。常在此穴拔罐，可提高机体免疫力。

【位置】脐中。

【作用】培元固本，回阳救逆，补益脾胃，理气和肠。

【主治】中风脱证、尸厥、泄痢、便秘、脱肛、小便不利、淋证、水肿臌胀、绕脐腹痛、不孕、身体虚弱等。

6. **足三里** 此穴属足阳明胃经，古人称之为"长寿穴""强壮穴"。对此穴进行拔罐宜选择小号罐，留罐10～20分钟。常拔此穴对促进胃肠功能，调节内分泌失调，提高免疫力，促进心血管功能等有显著作用。

【位置】犊鼻穴（髌骨下缘，髌韧带外侧凹陷）下3寸，胫骨前嵴外一横指处。

【作用】健脾和胃，消积化滞，调理气血，通经活络，祛风除湿，扶正培元。

【主治】脾胃疾病、肠痈、乳痈、疳积、头痛、眩晕、失眠、耳鸣、心悸、气短、气喘、虚劳、羸瘦、癫狂、中风、痰多、下肢痿痹、半身不遂、膝胫疼痛、脚气、水肿等。

7. **三阴交** 三阴交为足太阴脾经的重要穴位之一，为足三阴经（肝、脾、肾）的交会穴。拔罐时临床上一般选择小号罐，留罐10～20分钟。常在此穴拔罐可调补肝、脾、肾三经气血，对治疗内分泌失调，防治高血压、糖尿病、冠心病等效果显著。

【位置】内踝高点上3寸，胫骨内侧面的后缘。

【作用】健脾和胃，调补肝肾，行气活血，疏经通络。

【主治】腹胀肠鸣、脘腹疼痛、饮食不化、妇科疾病、男子遗精、阳痿早泄、阴茎痛、疝气、水肿、小便不利、遗尿、脚气、下肢痿痹等。

8. **涌泉** 在此穴拔罐前宜先将脚用温水浸泡10～15分钟，以免皮硬掉罐，或拔罐后在罐的周围和皮肤接触处涂上拔罐密封油，起到密封作用。一般选小号罐，留罐10~20分钟。涌泉穴属足少阴肾经，肾为先天之本，主藏精，因此经常在此穴拔罐可疏通足少阴肾经的经气，使肾气充足旺盛、人体精力充沛，不仅可以预防高血压、冠心病、脑血管病，还可以急救、安神、延缓衰老（固齿乌发，聪耳明目），使人健康长寿。

【位置】足底中线的前中1/3交点处，足趾屈曲时呈凹陷处。

【作用】滋阴降火，宁神苏厥。

【主治】癫痫、中暑、中风、癔症、晕厥、小儿惊风、头顶痛、眩晕、失眠、善恐善怒、健忘、失音、心律不齐、肾炎、哮喘、风湿性关节炎等。

第十三章
与孟氏中药拔罐疗法相配合的自我按摩法

一、头面耳部按摩

1. 常梳头（用手梳）　头为诸阳之会，头部分布有几十个穴位，因此每日早晚各梳发数次，可以明目清脑，疏风散火，并能防治脑血管疾病。"发为血之余""肾藏精，主骨生髓，其华在发"，常梳发可促进肾脏的功能，促进头部血液循环，因而中老年人长期坚持按摩头部会延缓头发脱落、变白，即俗话所说的"千遍梳头，头不白"。

操作： 十指稍屈、微分，指端从前发际缓慢移动，做梳理头发动作。从前向后为1次，每天早晚各数次。

2. 干洗脸　可以改善面部血液循环、抗衰老，对预防感冒有较好的效果。

操作： 将双手掌搓热，轻轻按摩面部如洗脸状，每日早晚各数次。

3. 弹耳　按照全息理论来讲，耳廓是人体的缩影，人体发生疾病时，可在耳部相应部位出现阳性反应点，因此常弹耳可刺激周身经络，促进耳部血液循环，有利于身体健康。

操作：①用拇指和食指早晚各弹20次；②两掌分别紧压左右耳门，以中指和食指相叩，弹后脑勺作咚咚声，弹击10次后两掌离开耳门1次，有强化听力健脑之功。

二、 腹部按摩

每日早晚在床上平仰卧时，双手相叠稍加压，以脐为中心，用掌心揉动腹部，先顺时针做50次，再逆时针做50次。

长期按摩对于慢性胃病、内分泌失调、高血压、糖尿病、前列腺炎、便秘等疗效显著。

三、足部按摩

脚心涌泉穴是足少阴肾经的关键穴位。按摩此处可以导引肾中虚火和体内浊气下降，对阴虚阳亢型的高血压尤为适宜，并可防治糖尿病、神经衰弱以及感冒等。

操作：晚上先用温热的淡盐水泡脚10~15分钟，然后用右手掌内侧对左脚掌反复揉捏100次，再用左手掌内侧对右脚掌反复揉捏100次，最后用小号罐在涌泉穴和失眠穴上拔罐。

第十三章　与孟氏中药拔罐相配合的自我按摩法

第十四章
与孟氏中药拔罐疗法相配合的饮食保健法

笔者对于健康饮食的观点是五谷杂粮，粗茶淡饭，荤素搭配，多品种，少剂量，不偏食，八成饱。

一、日常进食的4个原则

第一，以五谷杂粮为主，食黑豆可以养肾，食红枣、红小豆可以养血，食芝麻、花生可以抗癌，食玉米面可以补充钙质。

第二，适量进食新鲜水果、蔬菜和豆制品，以补充多种维生素与微量元素。

第三，适量进食瘦肉、鱼、鸡蛋、牛奶等蛋白质丰富的食物。

第四，少吃盐、油、糖、腌制品、熏制品、油炸食品。

二、合理安排三餐的时与量

我国绝大部分人每日食用的食物均为混合食物，进食后需4～5小时才能完全排空，消化器官需要休息一段时间才能恢复功能，因此，三餐之间有一定的间隔是必要的。中国人一般习惯每日三餐，三餐之间间隔5～6小时，早餐时间一般为6:30~7:30，午餐时间一般为12:00~13:00，晚餐时间一般为18:00~19:00。三餐所进的营养维持着机体的活动能量，对于大部分人来说，三餐的间隔时间是符合人体生理需求的。

一日三餐的食量也应根据机体生理活动状况来分配，分配的比例是3:4:3。若一天的进食量为500g，那么早、晚应各进150g，午餐进食200g。食物能量的分配应为早餐占全天总热量的30%~35%，午餐应占全天总热量的40%，晚餐则占全天总热量的25%~30%，这样的分配基本上可满足生理与劳动的需要。品种和食量的选择应为早餐宜选富含热量的食物，午餐可选富含蛋白质和脂肪的食物，量可稍大，晚餐接近于休息时间，食物热量应稍低，以多食蔬菜和易消化的食物为宜。

中医养生讲究晚餐应少吃，即俗语所谓"夜晚少一口，活到九十九"。因为晚上活动量较低，如果此时摄入过多的营养物质，热量就会过剩，在胰岛素的作用下合成脂肪，时间长了便胖起来，而且晚餐饱食也会加重心脏及胃肠负担，影响睡眠。

三餐膳食应合理搭配，不可偏食也不可挑食，保证机体有效地摄入各种营养。饮食搭配主要包括主副食品的搭配、主食间的搭配、副食间的荤素调剂，以及食物干稀搭配等方面的内容。主食之间要注意粗细搭配，米、面过于精细则缺乏膳食纤维，易导致便秘、肥胖、糖尿病、胆石症等，因此要适当食用一些粗粮。主食间不同种类食物的搭配能提高各种粮食中蛋白质的营养价值，如小米和稻米在一起，稻米中缺少的氨基酸可靠小米供给，二者搭配可共同满足身体需要。另外，动物蛋白是完全蛋白质，营养价值高，而动物脂肪含磷脂和胆固醇，能为人体提供能源储备。但是胆固醇和饱和脂肪酸容易沉积于动脉壁上，导致动脉硬化。植物食品中蛋白质含量虽低，但它可为人体提供大量维生素、纤维素和糖，植物油中又有较多的维生素K、维生素E及必需的脂肪酸。各种绿叶蔬菜和瓜果中含有丰富的维生素C，维生素是参与人体内氧化还原反应的重要物质，能促进细胞对氧的吸收，是形成细胞间质的必不可少的成分，具有防治动脉硬化的作用，因此荤素食物搭配对人体有益无害。

三、更年期及老年期饮食保健

个体出现更年期综合征症状的时间早晚不一，女性以月经即将结束为标志，多数女性于45～55岁进入更年期，多数男性在55～60岁进入更年期。更年期综合征患者常表现为心悸烦躁、恐惧紧张、多疑抑郁，注意力难以集中，头痛、失眠，自汗、盗汗，皮肤蚁行感，背部及颜面阵发烘热，食欲不佳，抗病能力下降等。中医学认为导致更年期综合征的原因是阴阳气血逆乱，心肾不交；现代医学认为内分泌失调是其主要原因。更年期的饮食应以平补气血、平调阴阳为主。可用桂圆30 g煎水饮，或炒枣仁60 g与大米一同煮粥，连续数日服用，还要多吃新鲜蔬菜、水果、瘦肉、核桃、芝麻等。经常调换口味以避免食欲不振而使机体抵抗力锐减。另外，还应适当加食瘦肉、鱼、蛋、豆类制品、橄榄菜、油菜、芹菜、番茄、胡萝卜、木耳、海带、蘑菇等，可选用不饱和脂肪酸含量较高的食用油，如菜油、豆油、芝麻油、橄榄油，少吃甜食，少吃盐，少吃辛辣刺激性食物。

四、老年期常见慢性疾病的饮食调养

老年人因有着特殊的生理、病理特点，故须特殊对待。老年人的各种生理功能衰退，出现气血不足、精血匮乏等表现，故在养生保健方面应特别注意，膳食宜软、酥、烂，品种宜多样。

1. **老年慢性支气管炎**　宜食清淡、易消化食物，平时注意补充营养。可选择高热量、富含维生素的食物。但需注意的是，支气管炎急性发作时要忌食海腥发物。百合、山药等具有补益脾肺之气的作用，可用来煮粥常食。患者咳喘发作时，则须药食并用，忌烟、酒、油腻、辛辣刺激性食物。

2. **高血压、冠心病**　高血压、冠心病患者饮食宜清淡，应少吃盐，每餐进食六七成饱即可，主食宜以米、面、玉米、荞麦等五谷杂粮为主，少吃肉类及糖分高的食物，宜食芹菜、洋葱、大蒜、椰菜、茭白等蔬菜，以及各种豆类、瓜类、海藻、海带、紫菜等，油脂类以植物油为主。像山楂可活血化瘀、降血脂、防止血管硬化，还可降血压，可鲜食、煮食或干品代茶饮；芹菜、荸荠、柿子、蜂蜜可降压；草决明可降压、降胆固醇、润肠通便，可炒香代茶饮，每日12～15 g；黄精、玉竹能增强心脏功能，每日可用9～12 g煮粥或煮水。此外，还应注意不要吃富含高脂肪、高胆固醇的食物，如肥肉、动物内脏、蛋黄、鱼子等，忌烟酒、浓茶、辛辣刺激性食物。

3．胆囊疾病　胆囊疾病患者宜吃清淡易消化食物。萝卜可利胆助消化，有利于脂肪的消化和吸收，故可常吃，生吃、熟食均可。此外，宜食野菜、新鲜蔬菜、水果等。患者应严格控制油脂摄入，尽量少用油炸、煎炒的烹调方式。

4．糖尿病　糖尿病患者需严格控制饮食，关键是控制碳水化合物和含糖量高的食物，如蜜饯、果酱、糖等的摄入量。一般患者每日的主食量为250～400 g，蛋白质的量为30～40 g，脂肪的量为50 g。在限制主食初期，患者往往感到饥饿不适，可用蔬菜类食物充饥，将小白菜、油菜、甘蓝、莴苣、空心菜、白萝卜、番茄等切碎煮熟，放入调料拌食。另外，可多吃洋葱、乳制品、禽、鱼、瘦肉及黄豆制品。

5．贫血　患轻度缺铁性贫血的老年人数量较多，若日常注意饮食，可有效控制病情。患者宜食含铁丰富的食物，如动物肝脏、瘦肉。蔬菜中苜蓿、菠菜、油菜、萝卜茎叶、荠菜、番茄等含铁量高，水果中杏、桃、李子、葡萄、红枣、菠萝、杨梅、橙子、橘子、柚子、无花果等含铁量较高。可将糯米100 g、黑豆30 g、红枣30 g混合，煮至烂熟，加适量红糖，每日1次，长期食用，具有良好的补血作用。

6．习惯性便秘　习惯性便秘为老年人常见病证之一。预防和治疗便秘，调节饮食是不可忽视的一环。年老肠道津亏者，可多吃新鲜水果和蔬菜，如梨、香蕉、芹菜等，这些食物中富含较多的纤维素，既可供给人体丰富的维生素，又能刺激肠道蠕动。习惯性便秘的老年患者也可吃一些容易产气的食物如黄豆、萝卜、洋葱等，也能刺激肠道蠕动，促进肠内容物的排出。习惯性便秘的老年患者还可常服荸荠汁、鲜菠菜汤，或用芝麻50 g、核桃肉100 g捣烂，煮熟服用。患者平时应忌食或少食辛辣刺激性食物，养成定时大便的习惯，晨起后喝一杯温度适中的淡盐水，适当参加文体锻炼。

7. 老年性肥胖 老年性肥胖容易诱发和并发多种疾患，生活中应多加注意。老年性肥胖患者平时应注意控制主食的摄入量，米食、面食每日不超过500 g，不食糖果、肥肉、冷饮、含油脂多的食品，限制食盐量。可适当多食一些瘦肉、鱼、豆制品，多吃水果、绿色蔬菜，这样既可补充微量元素、维生素，又无脂肪沉积的弊端。

第十五章
精神调摄法

精神调摄在防病与治病中占有极其重要的地位。古人就很注重养生之道，《黄帝内经》中设有养生专篇，并把调摄精神情志作为养生的重要措施。《黄帝内经》指出要"恬淡虚无""积精全神"，并且重视保养正气在养生中的主导作用，强调"正气存内，邪不可干"。

任何时候保持一份良好的心态都是有百利而无一害的。心情愉悦、乐观豁达，则肝气通达舒畅；若七情太过，则会伤及五脏，影响其正常生理功能，疾病也会随之产生。

国外的科学家做过的一项实验研究表明，人在生气时体内会分泌毒素，悲痛时也会产生毒素。人在激动或愤怒时会耗费大量精气，其程度不亚于参加一次长跑，而且生理反应十分剧烈。我们平时要适当参加一些娱乐健身活动，培养业余爱好，怡情养性，提高生活情趣，振奋精神，调节情绪，才能使人体各种生理活动活跃起来。

我们在日常生活中要做到心胸宽广，遇事多往积极、美好的方面考虑。理性对待人体各个时期的变化，即使生了病也不要过分忧愁、焦虑和悲观，要以一种自然、平和的心态去看待周围的一切。从精神上解放自己，乐观向上、平静从容，这些对于疾病的治疗是必不可少的，也是非常重要的。

附　录

一、孟氏中药拔罐疗法的临床与实验研究

为了使我国传统拔罐疗法发扬光大，我们进行了多年的探索与临床实验，并组织、联合部分中医专家学者共同研发出中药拔罐新疗法，这种特制负压拔罐、中药外治与磁疗三者有机结合的新疗法被称为孟氏中药拔罐疗法（以下简称中药拔罐疗法）。

（一）特制负压拔罐罐具的结构原理

该罐具由圆柱形罐体、活塞、密封圈、旋转手轮等部分构成。罐体以ABS树脂制成，活塞上面带一螺杆，活塞底面装有恒磁片，边缘配以密封圈与罐体壁密封，手轮固定在罐体上，与螺杆齿合在一起。使用时将罐口扣于皮肤上，转动手轮，带动活塞在罐内移动，根据波马定律，随着密封于罐内气体体积的增大，罐内压强减小，形成负压，罐体即吸拔于人体皮肤，并可通过旋转手轮去调节负压(即吸拔力)的大小。在负压吸拔治疗作用的同时，活塞上磁片通过磁场作用于人体，发挥磁疗的镇痛、消炎、改善血液循环等作用。

（二）孟氏牌抑菌液的作用与实验研究

施用中药拔罐疗法时，要在拔罐处或附近穴位、经络的皮肤上涂以孟氏牌

抑菌液。

孟氏牌抑菌液是由西红花、川芎、细辛、延胡索等中药，经现代科技加工工艺提取的有效成分制成，具有活血化瘀、疏通经络、祛除风湿、运行气血、散寒止痛的功效。在负压吸拔和磁场的作用下，人体的毛细血管扩张，血管壁通透性增强，新陈代谢旺盛，有利于药物有效成分的吸收。

笔者通过外涂给药法进行了以下3项实验研究，对照组均为涂等量60%的酒精。

1. 抗炎作用　结果表明，外涂孟氏牌抑菌液对二甲苯所致的小鼠耳廓肿胀有明显的抑制作用，抑制率为52.42%，与对照组比较，$P < 0.01$，差异有统计学意义，提示孟氏牌抑菌液有显著的抗炎作用。

2. 镇痛作用　结果表明，外涂孟氏牌抑菌液可使兔耳痛阈值升高23.94%，与用药前相比较，$P < 0.05$，提示孟氏牌抑菌液有显著的镇痛作用。

3. 改善微循环作用　结果表明，外涂孟氏牌抑菌液可使小鼠耳廓微循环血流灌注量增加 21.34%，与用药前相比较，$P < 0.01$，提示孟氏牌抑菌液有显著的改善微循环的作用。

山东省医药工业研究所曾进行的动物毒性实验结果表明，将相当于人体用量100倍的孟氏牌抑菌液外用在完整和破损皮肤上，家兔未引起毒性反应，无刺激作用，未引起豚鼠皮肤过敏反应。

（三）中药拔罐疗法治疗高血压疗效观察

将80例高血压病患者按 3∶1 的比例随机分为试验组60例和对照组20例。试验组采用中药拔罐疗法，选择血压点、风池、大椎、身柱、肝俞、胆俞、曲池、合谷、三阴交、涌泉、肩井、足三里等穴位，每天拔罐1次，每次2~3个穴位，轮换拔罐，每次留罐15~30分钟，拔罐前涂孟氏牌抑菌液。随着治疗后血压的降低，在原来服用降压药物的基础上，可逐渐减少服药的剂量和次数（对照组同）。对照组服复方罗布麻片，每次2片，每日3次。两组均以7天为1个疗程，在治疗前和2个疗程后分别测量血压，并观察症状变化。

1.降压疗效 试验组显效率为47.54%，总有效率为72.13%；对照组显效率为30.0%，总有效率为65.0%，两组差异有统计学意义（$P < 0.05$）。试验前后收缩压与舒张压的数值变化比较经统计学处理，两组均有显著性差异，试验组优于对照组，表明中药拔罐疗法有较好的降压效果，结果还表明，中药拔罐疗法在降压的同时对心率无明显影响。

2.症状疗效 试验组显效率为40.0%，总有效率为80.0%；对照组显效率为25.0%，总有效率为55.0%，两组差异有统计学意义（$P < 0.01$）。试验组对高血压的各种症状均有明显治疗效果，并且疗效优于对照组，表明中药拔罐疗法具有明显改善高血压临床症状的作用。

（四）对高血压患者脑阻抗血流图的影响

按照脑阻抗血流图常规导联的放置方法，分别检测患者左、右颈内动脉颅内支和左、右椎动脉颅内支的血管充盈度、柔顺性和血流量指标，并对治疗前后进行统计学比较分析。

结果表明，中药拔罐疗法不但可显著降低血压，并具有显著增加脑血管充盈度、改善脑血管弹性、增加脑血流量的作用，此疗法对血管充盈度较低者作用更为显著。

（五）对颈肩痛疗效观察

将54例颈肩痛患者随机分为试验组40例和对照组14例。试验组采用中药拔罐疗法，取风池、天柱、肩井、大椎、大杼、天宗、肾俞、曲泽、内关、外关、合谷等穴，每次取2～3个穴位，轮换拔罐，每次留罐15～30分钟，拔罐前涂孟氏牌抑菌液。对照组按说明用伤湿止痛膏外贴。两组均以7天为1个疗程。

1.临床疗效 试验组显效率为31.7%，总有效率为75.61%，与对照组相比，两组差异有统计学意义（$P < 0.01$），表明中药拔罐疗法的疗效明显优于伤湿止痛膏外贴。

2.症状疗效 试验组对于颈肩痛的各种症状，如疼痛、僵硬、沉重、酸胀及活动受限等均有显著效果，治疗后其症状计分下降率均在50%以上，而对照组的下降率多不及20%，试验组明显优于对照组，两组差异有统计学意义（$P < 0.01$），表明中药拔罐疗法对于颈肩痛各项症状的疗效明显优有统计学意义膏外贴。

（六）对腰痛疗效观察

将58例腰痛患者随机分为试验组42例，对照组16例。试验组采用中药拔罐疗法，取肾俞、腰眼、关元俞、委中、承山、昆仑等穴位，每次取2～3个穴位，轮换拔罐，每次留罐15～30分钟，拔罐前涂孟氏牌抑菌液。对照组按说明用伤湿止痛膏外贴。两组均以7天为1个疗程。

1. 临床疗效　试验组显效率为40.48%，总有效率为78.57%，与对照组相比，两组差异有统计学意义（$P < 0.01$），表明中药拔罐疗法的疗效明显优于伤湿止痛膏外贴。

2. 症状疗效　试验组对腰痛、腰酸、腰软无力、转侧不利和腰部着凉等各种症状均有显著效果，治疗后其症状计分下降率均在50%以上，明显优于对照组，两组差异有统计学意义（$P < 0.01$）。表明中药拔罐疗法对腰痛各项症状的疗效明显优于伤湿止痛膏外贴。

（七）对穴位微循环的影响

在上述对颈肩痛、腰痛患者进行治疗前后，分别用激光多普勒微循环仪检测局部穴位的微循环血流量，其数据统计学处理结果如下。

试验组治疗后左、右肩井穴微循环血流量分别增加18.45%和22.90%，均为$P < 0.01$；对照组治疗后左、右肩井穴微循环血流量均增加2.45%，$P > 0.05$。

试验组治疗后大椎穴微循环血流量增加24.98%，$P < 0.01$；对照组治疗后大椎穴微循环血流量增加9.97%，$P > 0.05$。

试验组治疗后左、右肾俞穴微循环血流量分别增加36.07%和38.96%，均为$P < 0.01$；对照组治疗后左、右肾俞穴微循环血流量分别增加30.43%和

29.97%，均为$P < 0.01$。

试验组治疗后左、右阳关穴微循环血流量分别增加36.97%和33.91%，均为 $P < 0.01$；对照组治疗后左、右阳关穴微循环血流量分别增加29.15%和32.53%，分别为$P < 0.05$和$P < 0.01$。

结果表明，中药拔罐疗法确有显著改善有关局部穴位微循环的作用。

（八）小结

中药拔罐疗法将负压拔罐、中药外治与磁疗三者有机结合，协同增效，并具有操作简便、使用安全、疗效确切的特点，特别适合于家庭自我保健和治疗多种常见病。中药拔罐疗法是我国传统拔罐疗法的重要改进和发展，在中医养生康复和家庭保健治疗中发挥着重要作用。

临床对照观察结果表明，中药拔罐疗法治疗高血压、颈肩痛和腰痛疗效显著，优于服复方罗布麻片和外贴伤湿止痛膏。

动物实验和临床客观指标检测结果表明，中药拔罐疗法有改善微循环、镇痛、抗炎等作用。

目前中药拔罐疗法已有较大范围的推广和应用，得到了广大患者的好评。为了更好地推广这一独特疗法，我们尚需对中药拔罐疗法治疗其他疾病的临床疗效进行观察，并深入研究其治疗疾病、养生保健的机制。

二、脂欣康胶囊在防治心脑血管疾病方面的作用

脂欣康胶囊的配方原则：补益正气以扶正，活血化瘀、降脂、化浊、解毒以祛邪。

脂欣康胶囊的主要成分：银杏叶提取物、三七总皂苷、人参皂苷、茶多酚、牛磺酸。

脂欣康胶囊的适用人群：心脑血管疾病患者。

1. 防治心血管疾病 可用于胸闷、气短、心肌缺血、心慌、心悸、心律失常（房性早搏、室性早搏、二联律、三联律、房颤、心动过缓、心动过速）、心

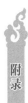

肌炎、心肌劳累（心肌劳损、T波倒置、T波低平、ST段下移）、冠心病、风湿性心脏病、肺心病、高血压心脏病、先天性心血管病调理、心力衰竭、心肌梗死的预防及病后康复等。

2. 防治脑血管疾病　可用于头晕、头痛、脑供血不足、脑动脉硬化、记忆力减退、中风偏瘫（脑梗死、脑血栓形成、脑出血）的预防及病后康复、脑外伤后遗症、脑血管痉挛、脑萎缩、老年痴呆等。

3. 防治其他疾病　可用于高血压、低血压、糖尿病、高脂血症、高黏滞综合征、肾动脉硬化症、梅尼埃病、血液流变学检查指标不正常者。

脂欣康胶囊的主要成分如下。

【银杏叶提取物】

银杏叶的主要有效成分是总黄酮与银杏内酯，其主要作用是改善血液循环和微循环、保护脑组织、抗脑缺血与脑水肿、抗心肌缺血再灌注损伤、清除自由基、保护心肌与血管内皮细胞、改善学习记忆、增强运动耐力等。

【三七总皂苷】

三七具有活血化瘀、止血定痛的功效。研究表明三七总皂苷具有多方面的生理活性，是防治心血管疾病的一种有效成分。其作用主要表现在强心、扩张冠状动脉、增加冠脉血流量、改善心肌代谢、抗自由基、抗凝等方面，可延缓或抑制动脉粥样硬化的发生及发展。同时，三七总皂苷能增加脑血流量，提高机体耐缺氧能力，抑制血小板聚集和抗血栓形成，调节血压、血脂和血糖，增强巨噬细胞的吞噬功能。

【人参皂苷】

人参具有扶正固本、补气健脾之功效。人参皂苷对机体中枢神经系统、心血管系统、血液与造血系统、内分泌系统、免疫系统等都有调节和改善作用，并有改善脂肪代谢、抗衰老、提高机体耐缺氧能力、保肝、护脑等作用。

【茶多酚】

茶多酚是绿茶中提取的主要有效成分，具有广泛的药理活性，可抗癌、抗氧化、降血脂、抗动脉粥样硬化、抗凝血及抗血栓形成、防龋等，有显著的降脂、抗氧化、防止老年痴呆等作用。

【牛磺酸】

大量研究表明，牛磺酸有调节血脂、抗动脉粥样硬化作用，以及解毒、降血压、抗心力衰竭的作用。牛磺酸对脑缺血组织有保护作用，可增强红细胞膜的稳定性。

三、三七黄芪胶囊在防治糖尿病方面的作用

三七黄芪胶囊的配方原则：以药食同源的天然原料为主，采用现代工艺提取，生物活性利用度高，性质稳定，适合长期服用。

三七黄芪胶囊的主要成分：黄芪提取物、桑叶提取物、苦瓜提取物、女贞子提取物、三七总皂苷、富铬酵母。

三七黄芪胶囊的适用人群：血糖偏高者。长期血糖控制不良者易出现以下并发症。

（1）糖尿病急性并发症。各种急性感染、低血糖症、糖尿病酮症酸中毒、糖尿病乳酸性酸中毒、糖尿病非酮症高渗性昏迷等。

（2）糖尿病慢性并发症。心脑血管病（高血脂、高血压、动脉粥样硬化、冠心病、脑血栓形成等）、肾病（尿毒症、肾衰）、眼病（视网膜病变、白内障、眼睛胀痛模糊等）、神经病变（如双下肢麻木、胀痛，伴有针刺样、烧灼样异常感）、糖尿病足(肿痛、麻木、下肢发凉、溃烂）、肠病（主要表现为肠道功能紊乱、腹泻和便秘交替出现）、性功能障碍、骨质疏松、泌尿系统疾病（排尿困难和尿失禁）、皮肤瘙痒、皮肤病变（如下肢溃烂）等。

三七黄芪胶囊的主要成分如下。

【黄芪提取物】

中医认为黄芪甘温纯阳，其作用有五：一是补诸虚不足；二是益气；三是壮脾胃；四是去肌热；五是排脓止痛，活血生血。现代医学研究证实，黄芪

提取物主要含有黄芪多糖、生物碱、皂苷类、黄酮类化合物、氨基酸等，其中黄芪多糖的免疫活性尤为突出，具有降低血糖、调节内分泌、提高胰岛素敏感性、抗肿瘤和提高机体免疫力等功能。

【桑叶提取物】

古籍记载桑叶可汁煎代茗，常服可令人聪明，肤色光泽，轻身不老，养颜健胃，安魂镇神，故将其称为"神仙叶"。现代医学研究证实，桑叶中含有桑叶多糖、生物碱、甾体及三萜类化合物、γ-氨基丁酸、氨基酸及肽类等多种生物活性物质，具有降血糖、降血压、抗衰老、抗菌、抗病毒及抑制癌细胞生长等诸多功能，能促进胰岛素的分泌，抑制血糖升高，有预防和治疗糖尿病的作用。

【苦瓜提取物】

苦瓜又名凉瓜，具有清热解毒、滋补等功效。现代医学研究证实，苦瓜主要含苦瓜苷、苦瓜素、苦瓜蛋白等生物活性成分，具有良好的降血糖作用。

【女贞子提取物】

中医认为，女贞子具有养阴气、平肝火、补腰膝、壮筋骨、滋补肝肾、乌须发、明目等功效。现代医学研究证实，女贞子中含有齐墩果酸、熊果酸、女贞子多糖、女贞子苷等多种成分，具有降血糖作用。

【三七总皂苷】

中医认为，三七具有化瘀止血、消肿止痛、补虚、强壮等作用。现代医学研究证实，三七中含有三七皂苷等成分，具有降血糖作用，对于治疗冠心病、心绞痛、防止血栓形成、外伤出血、跌打肿痛都有很好的疗效。

【富铬酵母】

富铬酵母中含有微量元素铬。铬是与糖尿病密切相关的一种微量元素。人体缺铬则会引起葡萄糖、脂肪、蛋白质代谢障碍，导致糖尿病、动脉粥样硬化、冠心病、近视等各种疾病。酵母本身的生物活性物质对机体也有保健作用，酵母可将无机铬转化为有机铬。有机铬具有生物活性高、易吸收等特点，可预防和治疗糖尿病。

四、参芝胶囊在增强免疫力、调整肠道菌群方面的作用

参芝胶囊的主要成分：西洋参提取物、灵芝提取物、低聚木糖。

参芝胶囊的适用人群：免疫力低下者、肠道功能紊乱者。

免疫力低下者包括经常感冒和感冒难愈者、体虚多病者、怕冷怕风易疲劳者、手术后体虚者、放疗或化疗后体虚者、慢性肝炎康复者、免疫系统疾病（类风湿性关节炎、强直性脊柱炎、慢性疲劳等）患者、过敏性疾病（过敏性哮喘、过敏性鼻炎等）患者、亚健康状态者、年老体弱者等。

肠道功能紊乱者包括慢性肠炎患者、慢性结肠炎患者、慢性胃肠炎患者、腹痛者、腹胀者、消化不良者、不爱吃饭者、便秘者等。

参芝胶囊的主要成分如下。

【西洋参提取物】

西洋参味甘、微苦，性凉，归心、肺、肾经，具有滋补强壮、养血养阴、健脾益气之功效，并具有广泛的生物学活性，主要有效成分为西洋参多糖、皂苷等化合物和微量元素。西洋参提取物可作用于多种免疫活性细胞，促进某些细胞因子的分泌，对机体有免疫调节作用。西洋参提取物对于年老体弱、病后恢复慢、体质较差、经常感冒、易疲劳的脑力劳动者，内分泌失调者等有提高免疫力的作用。

【灵芝提取物】

灵芝，民间称之为"仙草"，味甘，性平，具有安神养精、滋补强壮、止咳平喘之功效。现代医学研究证实，灵芝除了含有钙、铁、钾、镁、钠、锌、铜、锰等十几种元素和对人体有益的17种氨基酸等营养成分外，还含有有机锗、高分子多糖、腺嘌呤核苷、灵芝酸、生物碱等10余种成分，能够双向调节人体功能，调动机体内部活力，促进人体新陈代谢，提高机体免疫能力，使内脏或器官功能恢复正常。

【低聚木糖】

低聚木糖是利用高科技方法在精制玉米芯中提取的有效成分。它可以使双歧杆菌在肠道内大量繁殖，促进肠道蠕动，有利于肠道中有机胺、氨、粪臭素和硫化氢等致癌物质的排泄。低聚木糖还可以促进机体对钙的吸收。由于低聚木糖具有耐酸、耐热的生物特性，因此在消化系统中最为稳定，不易被消化酶水解，其代谢不依赖胰岛素，因此低聚木糖适合糖尿病、肥胖症和高脂血症等患者使用。

五、首乌藤酸枣仁胶囊在改善睡眠方面的作用

首乌藤酸枣仁胶囊的主要成分：酸枣仁提取物、首乌藤提取物、超细珍珠粉。

首乌藤酸枣仁胶囊的适用人群：睡眠状况不佳者。睡眠不佳易造成头晕、头涨、头痛、血压不稳、心烦意乱、胡思乱想、记忆力减退、易衰老、免疫力下降、性功能减退，并引发或加重心脏病和脑梗死、脑血栓形成、脑出血等。

首乌藤酸枣仁胶囊的主要成分如下。

【酸枣仁提取物】

酸枣仁味甘、酸，性平，归心、肝经，有养心、益肝、安神、敛汗之功效，是治疗心肝亏虚之心悸、失眠的要药，用于治疗虚烦不眠、惊悸多汗、体虚多汗、津伤口渴。

【首乌藤提取物】

首乌藤又名夜交藤，是何首乌的藤茎。本品味甘，性平，具有养血、祛风、止痛之功效。用于治疗失眠多梦、血虚身痛、风湿痹痛，外用可治疗皮肤瘙痒。药理研究表明，夜交藤具有明显的镇静催眠作用，连续服用催眠作用增强，且无明显的不良反应。

【超细珍珠粉】

珍珠具有镇静安神、养阴息风、明目消翳、解毒生肌等功效。现代医学研

究表明，珍珠粉具有改善睡眠的作用。珍珠中含有碳酸钙、多种氨基酸、微量元素及牛磺酸等，其中碳酸钙水解后易被机体吸收，有利于牙齿、骨骼的生长发育。

六、通本胶囊在排毒通便、养生保健方面的作用

通本胶囊既能排毒通便，又可以养生保健。其排毒通便的功效是通过芦荟提取物和低聚木糖来实现的，其养生保健的功效是由枸杞子提取物和维生素E来完成的。

通本胶囊的主要成分如下。

【芦荟提取物】

芦荟作为药食两用的传统中药可长期服用，无明显的不良反应。

现代医学研究证实，芦荟中的多种活性成分具有良好的润肠通便、降血压、降血脂、降血糖、消炎、抗病毒、抗溃疡、抗辐射、抗肿瘤、抗衰老等药理作用。

【低聚木糖】

低聚木糖的作用已在前文提及，在此不再赘述。

【枸杞子提取物】

枸杞子作为药食两用的中药可长期服用，无明显不良反应。

枸杞子具有滋补肝肾、益精明目等作用，久服可坚筋骨、轻身不老、耐寒暑。

现代医学研究证实，枸杞子的多种活性成分能提高免疫力、增强记忆力、保护视力、增强造血功能和生殖功能、保护肝脏、降低血糖、退热、抗肿瘤、延缓衰老等。

【维生素E】

维生素E是一种极好的天然抗氧化剂。维生素E可拮抗不饱和脂肪酸的氧化，防止血管动脉硬化，从而防止高血压、心肌梗死、脑梗死、脑血栓、脑出

附录

血等疾病的发生。 维生素E还可通过抗氧化作用保护DNA和染色体，同时还能提高机体免疫功能。

主要参考文献

[1] 杨兆民，鞠传军. 实用针灸选穴手册[M]. 北京：金盾出版社，1995.

[2] 吕季儒. 吕教授刮痧疏经健康法——300种祛病临床大辞典[M]. 西安：陕西科学技术出版社，1993.

[3] 封进启. 足部自我按摩[M]. 天津：天津社会科学院出版社，1993.

[4] 华宇. 老年生活保健指南[M]. 杭州：浙江大学出版社，1990.

[5] 陈志敏，樊兆明. 刮痧疗法[M]. 北京：金盾出版社，1994.

附录